Alfred Wirth · Adipositas Fibel

Springer-Verlag Berlin Heidelberg GmbH

Alfred Wirth

Adipositas-Fibel

2., vollst. überarb. Auflage

Mit 71 Abbildungen und 14 Tabellen

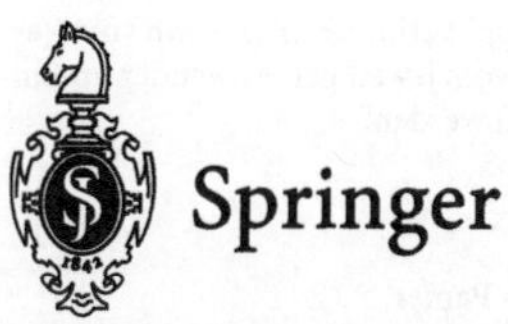

Prof. Dr. med. Alfred Wirth
Teutoburger-Wald-Klinik
Teutoburger-Wald-Straße 33
49214 Bad Rothenfelde

ISBN 978-3-540-43424-5 ISBN 978-3-642-18252-5 (eBook)
DOI 10.1007/978-3-642-18252-5

Bibliografische Information Der Deutschen Bibliothek

Die Deutsche Bibliothek verzeichnet diese Publikation in der Deutschen Nationalbibliografie; detaillierte bibliografische Daten sind im Internet über <http://dnb.ddb.de> abrufbar.

http://www.springer.de/medizin

Ursprünglich erschienen bei Springer-Verlag Berlin Heidelberg 2003

Umschlaggestaltung: design & production, Heidelberg
Satz: Goldener Schnitt, Herstellungsservice, Sinzheim
SPIN: 10867014 22/3160 - 5 4 3 2 1 0 - Gedruckt auf säurefreiem Papier

Ohne
das Verständnis
meiner Familie
für meine Arbeit und das Thema
und ohne
die tatkräftige und kompetente Mitarbeit von
Chris („Lektorat“), Thomas (Grafiken) und
Matthias (Grafiken)
wäre dieses Büchlein nicht entstanden

Inhaltsverzeichnis

Abkürzungen

Apo	Apolipoprotein
ANP	atriales natriuretisches Peptid
ACE	„ansiotensin converting enzyme“
ACTH	adrenokortikotropes Hormon
ADH	antidiuretisches Hormon
ADP	Adenosin-Diphosphat
ASP	„acylating stimulating protein“
ATP	Adenosin-Triphosphat
AVK	arterielle Verschlusskrankheit
ASGB	„adjustable silicon gastric band“
BfA	Bundesversicherungsanstalt für Angestellte
BCM	„body cell mass“ = Körperzellmasse
BMI	„body mass index“ = Körper-Masse-Index
BMR	„basal metabolic rate“
cAMP	zyklisches Adenosin-Monophosphat
CCK	Cholezystokinin
CETP	Cholesterin Ester Transfer Protein
CRF	„corticotropin releasing factor“
CT	Computertomografie
DGE	Deutsche Gesellschaft für Ernährung
DHP	Deutsche Herz-Kreislauf-Präventionsstudie
DHEA	Dehydroepiandrosteron
DM	Diabetes mellitus
FFM	„fat free mass“ = fettfreie Masse
FSH	follikelstimulierendes Hormon
IGF	„insulin-like growth factor“
$GLUT_4$	Glukosetransporter
GnRH	„gonadotropine releasing hormone“

GTP	Guanosin-Triphosphat
HDL	„high density lipoprotein"
HSL	hormonsensitive Lipase
HTGL	hepatische Triglyzerid-Lipase
IDL	„intermediate density lipoprotein
KH	Kohlenhydrate
KHK	koronare Herzkrankheit
LCAT	Lecithin-Cholesterin-Acyl-Transferase
LDL	„low density lipoprotein"
LH	luteotropes Hormon
LH	lateraler Hypothalamus
LPL	Lipoprotein-Lipase
LV	linksventrikulär
LVA	Landesversicherungsanstalt
LVH	linksventrikuläre Hypertrophie
LVM	linksventrikuläre Muskelmasse
MONICA	Monitoring of International Trends and Determinants in Cardiovascular Disease
MRT	„magnetic resonance tomography"
MTS	Metabolisches Syndrom
NAA	Neutronenaktivierung
NAD	Nicotin-Amin-Dinukleotid
NMR	„nuclear magnetic resonance"
NO	Stickstoffmonoxid
NPY	Neuropeptid Y
OSAS	„obstructive sleep apnoe syndrome"
PAI	Plasminogen-Aktivator-Inhibitor
PDE	Phospodiesterase
PDGF	„platelet derived growth factor"
PCOS	polyzystisches Ovar-Syndrom
PROCAM	Prospective Cardiovascular Münster Study
PSMF	proteinsubstituiertes modifiziertes Fasten
PVN	Nucleus paraventricularis im Hypothalamus
RAAS	Renin-Angiotensin-Aldosteron-System
REE	„resting energy expenditure"
REM	„rapid eye movement"

RMR	„resting metabolic rate"
RNS	Ribonukleinsäure
RQ	respiratorischer Quotient
SAD	„sagittal abdominal depth"
SHBG	„sex hormone binding globuline"
SNS	sympathisches Nervensystem
STH	somatotropes Hormon
T_3	Trijod-Thyronin
T_4	Tetrajod-Thyronin
tPA	„tissue plasminogen activator"
TEF	„thermic effect of food" (nahrungsinduzierte Thermogenese)
TG	Triglyzeride
TNFα	Tumor Nekrose Faktor α
TSH	„thyreotropin stimulating hormone"
TRH	„thyreotropin releasing hormone"
UC	„uncoupling protein"
VBG	„vertical banded gastroplasty"
VLCD	„very low calory diet"
VLED	„very low energy diet"
VT	Verhaltenstherapie
WHR	„waist-to-hip-ratio"

1 Adipositas – eine Krankheit mit Folgen

Obesity is now recognized as a chronic disease ... schrieb vor einiger Zeit einer der Hauptinvestigatoren der US-amerikanischen Nurses' Health Study, J.E. Manson, im renommierten New England Journal of Medicine. Trifft das auch für Deutschland zu? Wird bei uns die Adipositas als eine ernst zu nehmende, mit hoher Morbidität, Exzessmortalität und Einschränkung der Lebensqualität einhergehende Krankheit betrachtet?

Die veränderte Sicht der Adipositas kam auch im Ausland nicht von ungefähr. Langjährige Beobachtungen des Framingham-Kollektivs belegten überzeugend, dass eine vermehrte Körperfettmasse zu einer Reihe von schwerwiegenden Folgekrankheiten führen kann, nicht nur zu kardiovaskulären Risikofaktoren. Die Daten der jüngeren Nurses' Health Study mit 120 Krankenschwestern liefern ein facettenreicheres Bild von der Adipositas und beseitigen viele Unklarheiten der letzten Jahrzehnte. Die Adipositas ist in der Tat eine Krankheit mit vielen Begleit- und Folgekrankheiten, auch an einer erhöhten Sterblichkeit ist nicht mehr zu zweifeln.

In Deutschland liegen Ergebnisse vorwiegend von der MONICA-Studie, der Deutschen Herzkreislauf-Präventionsstudie (DHP) und der PROCAM-Studie vor. Sie zeigen übereinstimmend, dass der BMI („body mass index") der Deutschen dem der US-Amerikaner nicht nachsteht. Gemeinsam ist beiden Staaten, dass ihre Bevölkerung immer noch mehr an Gewicht zunimmt.

Viele Menschen, auch Ärzte, betrachten adipöse Menschen vorwiegend unter kosmetischen oder ästhetischen Gesichtspunkten. Sie können sich nur schwer vorstellen, dass das Körperfett mit dem Intermediärstoffwechsel eng verflochten ist und großen Einfluss auf viele metabolische und endokrine Funktionen hat. Noch weniger bekannt ist, dass das Fettgewebe selbst ein endokrines Organ ist und eine Reihe von Hormonen, Zytokinen und Mediatoren produziert, wie erst in den letzten Jahren bekannt wurde.

Die differenzierte Sicht von Krankheiten hat dazu beigetragen, dass man die Adipositas als Krankheit heutzutage anders einschätzt als früher. Am

Beispiel der kardiovaskulären Risikofaktoren kann man das verdeutlichen: Deren Ursache ist nämlich häufig in einem erhöhten Körpergewicht bzw. einer vermehrten intraabdominalen (viszeralen) Fettmasse zu sehen. Wer die Risikofaktoren einzeln betrachtet, wird daher die Bedeutung der Adipositas für die Genese der arteriosklerotischen Folgeerkrankungen nicht erfassen. Zieht man die Adipositas mit allen Auswirkungen in Betracht, nicht nur als unabhängigen kardiovaskulären Risikofaktor, kommt man zu einem Anteil an der koronaren Herzkrankheit von ca. 35%. Etwa 75.000 Todesfälle pro Jahr müssen in Deutschland der Adipositas zugeschrieben werden; mitgerechnet sind hier nicht nur Herzinfarkte und Apoplexe, sondern auch Karzinome. Die Gesamtkosten, direkte (z. B. Folgekrankheiten) und indirekte (z. B. vorzeitige Berentung) belaufen sich auf etwa 30 Mrd. DM pro Jahr.

Die Therapie ist auch heute noch wie bei jeder chronischen Krankheit schwierig. Sie ist wenig spektakulär, aber modern und beinhaltet einen multifaktoriellen Ansatz mit interdisziplinärer Zusammenarbeit von ÄrztInnen, ErnährungsberaterInnen, BewegungstherapeutInnen und PsychotherapeutInnen. Die häufige Apostrophierung der Behandlung als „Abspecken“ verrät wenig Fachkompetenz und bagatellisiert das zugrunde liegende Gesundheitsproblem. Nicht zuletzt die Entdeckung einer häufig genetischen Verankerung der Adipositas schärft den Sachverstand dahingehend, dass es sich um einen chronischen Zustand handelt, der chronisch behandelt werden muss.

Die Betreuung des Adipösen fordert den Arzt in vielfältiger Hinsicht. Nur wer die Entstehung der Adipositas und ihrer Folgekrankheiten kennt, wird auch die richtige Therapie einleiten. Der Arzt muss Wissen und Fähigkeiten der Ernährungsphysiologie, der Sportmedizin, der Pharmakologie und der Psychotherapie besitzen – welche Anforderung! Diese Herausforderung kontrastiert zu der immer noch gängigen Ansicht, die Adipositas sei medizinisch „einfach“. Die vorliegende Fach-Fibel soll helfen, bei der Problemlösung der anstehenden Aufgaben zu helfen.

In den letzten Jahren gab es eine Fülle von neuen wissenschaftlichen Erkenntnissen zur Entstehung der Adipositas, den organischen und psychosozialen Folgen sowie bezüglich der Therapie. In dieser Adipositas-Fibel sind sie vorwiegend unter klinischen Gesichtspunkten verarbeitet. Auf die Darstellung von Grundlagenwissen und pathophysiologischen Zusammenhängen wurde weitgehend verzichtet. Wer sich gründlicher mit dem Thema Adipositas auseinander setzen will, sollte das ausführlichere Springer-Buch „Adipositas“ studieren.

2 Definition und Klassifizierung von Übergewicht und Adipositas

Die Begriffe Fettsucht, Fettleibigkeit, Übergewicht, Obesitas und Adipositas werden in Deutschland häufig synonym gebraucht. Alle Bezeichnungen beschreiben Menschen, die „schwerer“ sind als andere und meistens eine Vermehrung des Körperfetts aufweisen. Den Begriff Fettsucht sollte man nicht mehr verwenden. Die Bezeichnung „fett“ ist verletzend und diskriminierend. Zudem ist der Begriff unrichtig, „süchtig“ nach Essen sind Adipöse selten.

2.1 Untergewicht – Normalgewicht – Übergewicht – Adipositas

Die Einteilung nach „Gewichtsklassen“ wird heutzutage nach dem „body mass index“ (BMI) vorgenommen; früher wurde der Broca-Index verwandt (Abb. 2.1). Den BMI kann man aus einem Nomogramm ablesen (Abb. 2.2) oder mit dem Taschenrechner berechnen. Zwischen Männern und Frauen

Klassifikation der Adipositas

Gewicht-Längen-Index

Klassifikation	BMI (kg/m²)
Untergewicht	< 18,5
Normalgewicht	18,5 - 25
Übergewicht	> 25
Präadipositas	25 - 30
Adipositas	> 30
Adipositas Grad I	30 - 35
Adipositas Grad II	35 - 40
Adipositas Grad III	> 40

Umfangmessungen

Taille-Hüft-Relation (WHR)

	Frauen	Männer
abdominale A.	> 0,85	> 1,0
periphere A.	< 0,85	< 1,0

Taillen-Umfang (cm):

	Frauen	Männer
Risiko mäßig erhöht	> 80	> 94
Risiko deutlich erhöht	> 88	> 102

Abb. 2.1. Definition von Übergewicht und Adipositas mittels BMI („body mass index“) und der Fettverteilung mittels Umfangsmessung an Taille und Hüfte bei Männern und Frauen

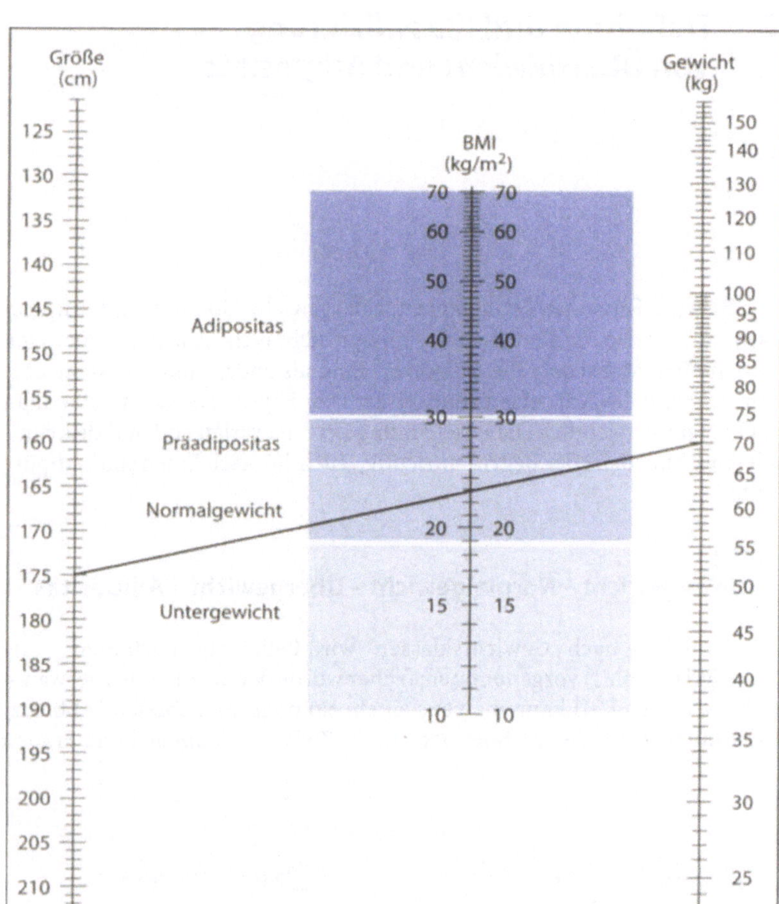

Abb. 2.2. Nomogramm zur Ermittlung des BMI sowie des Gewichtes mit der geringsten Sterblichkeit in Abhängigkeit vom Alter

bestehen bezüglich der Klassifizierung keine Unterschiede. Er wird wie folgt berechnet:

- BMI = Körpergewicht (kg):Körperlänge (im Quadrat)
- Beispiel: Größe 180 cm und Gewicht 100 kg.
  Der BMI ist dann: 100 dividiert durch $1{,}8 \times 1{,}8$ $(3{,}24) = 31$ kg/m².

Normalgewicht (BMI >18,5<25 kg/m^2). Es handelt sich um das Gewicht, bei dem am seltensten Begleit- und Folgekrankheiten auftreten und bei dem die Sterblichkeit am geringsten ist. Es ist nicht das durchschnittliche Gewicht innerhalb einer Bevölkerungsgruppe.

Die ersten brauchbaren Daten hierzu stammen von der Metropolitan Life Insurance Company und wurden anhand der Build and Blood Pressure Study 1959 erhoben. Insgesamt wurden 4,9 Mio. Policen der Jahre 1935–1953 ausgewertet. Die Ergebnisse wurden durch die Build Study revidiert und waren für die Metropolitan Life Insurance Company 1983 Anlass, ihre Empfehlungen zu ändern (Society of Actuaries 1979). Dort sind auch Tabellen veröffentlicht, in denen der Körperbau bei der Beurteilung berücksichtigt wird (Wirth 2000).

Andres et al. (1985) führten eine Metaanalyse zur Frage mit der geringsten Sterblichkeit durch. Das Gewicht, beurteilt nach dem BMI, nimmt mit dem Alter deutlich zu. Jüngere Personen sollten demnach einen BMI von 19–24 kg/m^2 und ältere von 23–29 kg/m^2 anstreben. Zwischen Frauen und Männern gibt es nur geringfügige Unterschiede.

Untergewicht (BMI <18,5 kg/m^2). Ob Untergewicht per se mit einer höheren Mortalität einhergeht oder sekundäre Phänomene eine Rolle spielen, war lange Zeit umstritten. Klarheit brachte erst die Nurses' Health Study 1995 (Manson 1995) mit der Feststellung, dass die erhöhte Mortalität bei untergewichtigen Personen auf Zigarettenrauchen und Neoplasien zurückzuführen ist (s. Abb. 4.7).

Übergewicht (BMI >25 kg/m^2). Übergewichtig ist demnach jeder, der einen BMI von 25 kg/m^2 überschreitet (deutlicher Anstieg der Morbidität). Der Begriff „Übergewicht“ schließt demnach auch die Adipositas ein (s. unten). Über viele Jahre galten die BMI-Kriterien der Surveys NHANES I und später NHANES II. Männer waren nach diesen Studien ab einem BMI >27,8 kg/m^2 und Frauen ab einem BMI >27,3 kg/m^2 übergewichtig; diese Einteilung ist heute weitgehend verlassen. Personen mit erhöhtem Körpergewicht aufgrund einer erhöhten Muskelmasse werden jedoch mit einem „übergewichtigen“ BMI oft falsch charakterisiert, da Übergewicht nur über Gewicht-Längen-Indizes, nicht jedoch über die Körperfettmasse definiert ist.

Präadipositas (BMI >25<30 kg/m^2). Dieser relativ neue Begriff impliziert, dass viele Präadipöse im Laufe des Lebens adipös werden; das trifft für weitaus die meisten Personen zu. In Deutschland beträgt nämlich die Gewichtszunahme zwischen dem 20. und dem 60. Lebensjahr ca. 15 kg.

Adipositas (BMI >30 kg/m^2). Wenngleich die Adipositas nicht über die Körperfettmasse definiert ist, liegt der Körperfettanteil bei Frauen in der Regel >25% und bei Männern >20%. Ab einem BMI kg/m^2 nehmen Morbidität und Mortalität (s. Abb. 4.7) deutlich zu. Folgende Gradeinteilung wird von der WHO vorgegeben (World Health Organization 1997):

- Adipositas Grad I: BMI >30<35 kg/m^2 = deutliches Gesundheitsrisiko
- Adipositas Grad II: BMI >35<40 kg/m^2 = erhebliches Gesundheitsrisiko
- Adipositas Grad III: BMI >40 kg/m^2 = extrem erhöhtes Gesundheitsrisiko

> Diese Gradeinteilung ist für das therapeutische Vorgehen wichtig und richtungsweisend (s. Kapitel 9 und Abb. 8.1).

Idealgewicht, Wohlfühlgewicht. Der Begriff „Idealgewicht" ist missverständlich und wurde verlassen, da mit „ideal" ästhetische und andere Vorstellungen assoziiert wurden. Die eingängige Bezeichnung „Wohlfühlgewicht" verschleiert, dass sich viele Adipöse wohl fühlen, aber dennoch krank oder gefährdet sind für gewichtsabhängige Krankheiten. Sie bagatellisiert die Gesundheitsgefährdung aufgrund einer vermehrten Körperfettmasse und ist daher klinisch irreführend.

2.2 Fettverteilung

Seit Mitte der 80er-Jahre steht diese Einteilung hinsichtlich der klinischen Bedeutung ganz im Vordergrund. Schon 1947 machte Vague (1947) die Entdeckung, dass insbesondere metabolische Komplikationen mit einer androiden (männlichen) Fettverteilungsform korrelierten, während dies bei der gynoiden (weiblichen) Form nicht der Fall war. Er differenzierte Personen mit Hilfe von Umfangs- und Hautfaltendickemessungen und stellte fest, dass die gynoide Form häufig zu Wasserretention, Veneninsuffizienz und Immobilität führte, während die androide Form oft mit Hypertonie, Diabetes, Cholelithiasis, Gefäßkrankheiten und koronarer Herzkrankheit vergesellschaftet war. Diese für das heutige Verständnis der Adipositas grundlegenden Erkenntnisse wurden 1982 (Kissebah et al. 1982) „wieder entdeckt". Seitdem wird in nahezu jeder Publikation zur Adipositas auf diese Unterscheidung eingegangen, da sie klinisch bedeutsam ist, wenngleich die zugrunde liegenden pathophysiologischen Zusammenhänge nur bruchstückhaft bekannt sind.

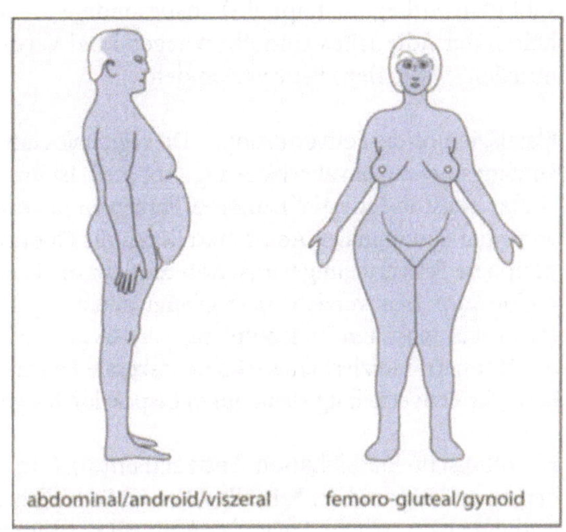

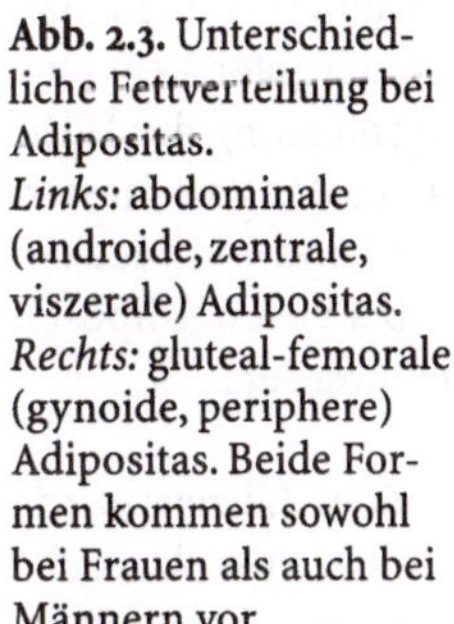

Abb. 2.3. Unterschiedliche Fettverteilung bei Adipositas. *Links:* abdominale (androide, zentrale, viszerale) Adipositas. *Rechts:* gluteal-femorale (gynoide, periphere) Adipositas. Beide Formen kommen sowohl bei Frauen als auch bei Männern vor

Periphere (gynoide, gluteal-femorale) Adipositas. Es besteht eine Fettvermehrung vorwiegend im Bereich der Hüften und der Oberschenkel (Abb. 2.1. und 2.3). Sie wurde auch Birnenform („pear type“) genannt. „Gynoid“ drückt aus, dass sie häufig bei adipösen Frauen (ca. 85%) vorkommt, wenngleich sie auch bei Männern (ca. 20%) präsent sein kann. Bei dieser Fettverteilungsform sind metabolische Begleitkrankheiten nur geringgradig häufiger anzutreffen als bei Normalgewichtigen, wenn der BMI $<32\ kg/m^2$ ist. Andere Krankheiten, die vorwiegend mit der vermehrten statischen Belastung zusammenhängen wie die Gonarthrose, sind ebenso häufig anzutreffen wie bei der abdominalen Form. Die Untersuchungstechnik ist in Kapitel 3 beschrieben.

> **!** Der Body-Mass-Index (BMI) ist ein Maß für die Körperfettmasse, der Taillenumfang für die Fettverteilung.

Abdominale (androide, zentrale, viszerale) Adipositas. Es handelt sich um die typische „Stammfettsucht“. Wegen der Fettvermehrung im Abdominalbereich (s. Abb. 2.1. und 2.3) wird sie auch Apfelform („apple type“) genannt. Die Bezeichnung „android“ kommt daher, weil sie bei ca. 80% der Männer, jedoch nur bei 15% der Frauen anzutreffen ist. Der Begriff „abdominal“ soll verdeutlichen, dass eine Fettvermehrung im Innern des Abdomen, weniger subkutan vorliegt (s. Kapitel 3). Insbesondere metabolische Begleitkrankheiten der Adipositas sind überwiegend bei Vermehrung des intraabdominalen (viszeralen) Fetts vorhanden.

Klassifizierung der Fettverteilung. Die regionale Fettverteilung lässt sich durch Umfangsmessungen abschätzen (s. Abb. 2.1). Ist das Verhältnis von Taille zu Hüfte („waist-to-hip ratio") >0,85 bei Frauen und >1,0 bei Männern, spricht man von einer abdominalen Adipositas; liegen die Quotienten darunter, liegt eine periphere Fettverteilung vor (s. Abb. 2.1). Auf die Umfangsmessung der Hüftregion kann man verzichten; es genügt, allein den Taillenumfang zu messen (Lean et al. 1995). Ein Taillenumfang von >88 cm bei Frauen und von >102 cm bei Männern indiziert eine erhöhte viszerale Fettmasse. Bei vielen Adipösen kann die Fettverteilung allein durch Inspektion festgestellt werden.

Histologische Klassifikation (Fettzellularität). In den 60er-Jahren wurde begonnen, aufgrund der Fettzellgröße und Fettzellanzahl eine hyperplastische und eine hypertrophe Form der Adipositas zu unterscheiden. Eine *hypertrophe Adipositas* besteht, wenn die Fettzellen nur vergrößert (> 130 μM), ihre Anzahl jedoch nicht vermehrt ist. Diese Adipositasform beginnt meistens im Erwachsenenalter oder nach Schwangerschaften und ist häufig mit einer stammbetonten (viszeralen) Adipositas vergesellschaftet. Sie spricht auf therapeutische Maßnahmen relativ gut an. Eine *hyperplastische (hyperzelluläre) Adipositas* weist eine vermehrte Anzahl ($> 60 \times 10^9$) von Fettzellen auf. Sie beginnt meist schon in der Kindheit, kann sich aber auch später entwickeln. Eine Adipositas mit einer Vermehrung der Fettzellen ist meist nur dann präsent, wenn das Normalgewicht um > 75% überschritten wird. Eine hyperplastische Adipositas spricht weniger gut auf eine Therapie an.

2.3 Fazit

FAZIT

- Übergewicht und Adipositas werden mittels des BMI („body mass index") klassifiziert.
- Die Fettverteilung (peripher oder abdominal) wird durch Messung des Taillenumfangs oder Ermittlung der „waist-to-hip ratio" diagnostiziert.
- Die Diagnose sollte daher z. B. lauten: viszerale Adipositas oder periphere Präadipositas.

3 Untersuchungsinhalte bei Adipositas

Die Adipositas ist für klinische Zwecke kein diagnostisches Problem. Eine vermehrte Körperfettmasse und der Fettverteilungstyp sind in der Regel allein durch Inspektion möglich. Anamnese, körperliche Untersuchung und technische Hilfsmittel liefern Kenntnisse zur Ätiologie, zur Körperzusammensetzung und zu Begleit- und Folgekrankheiten.

3.1 Anamnese

Die *Familienanamnese* gibt Hinweise auf eine erbliche Belastung. Ist z. B. von den Geschwistern jemand normalgewichtig, liegt mit großer Wahrscheinlichkeit eine genetische Prädisposition vor. Anders ist kaum zu erklären, dass bei gleicher Sozialisation das eine Geschwister normalgewichtig und das andere adipös ist. Eine familiäre Häufung von Adipositas kann natürlich auch Ausdruck einer Familientradition mit fettreicher Kost und körperlicher Inaktivität sein.

Bei der *Gewichtsanamnese* sollte folgendes erfasst werden:
a) Zeitpunkt der Entstehung der Adipositas;
b) Gewichtsverlauf,
c) Zeitpunkt des maximalen Gewichts.

Eine *Medikamentenanamnese* kann Aufschluss darüber bringen, ob adipogene Pharmaka eingenommen werden (Tabelle 3.1). Die *Ernährungsanamnese* kann Aufschluss über die Ursache der Adipositas erbringen. Empfehlenswert ist die Schilderung von Mahlzeiten im Tagesablauf (sog. „recall"). Effektiver ist die Aushändigung eines Protokolls, auf dem Nahrungsart und -menge über mehrere Tage erfasst werden. Solche Protokolle können EDV-gestützt hinsichtlich der Makro- und Mikronährstoffe ausgewertet werden. Problematisch ist dabei allerdings, dass Adipöse die Nahrungsmenge unterschätzen (sog. „underreporting"). Die meisten Ernährungsexperten sind daher der Meinung, dass man bei Adipösen nur erkunden kann, was er, nicht jedoch, wie viel er isst (Lichtman et al. 1992). Ähnlich wie die Ernährungsanamnese, liefert auch die *Aktivitätsanamnese* Erkenntnisse zur Entstehung der Adipositas. Die Bedeutung dieser Information wird verständlich, wenn man sich vor Augen hält, dass die Zunahme der Adipositashäufigkeit in den letzten Jahren nicht durch eine Änderung der Ernährungsweise, sondern durch einen Rückgang der körperlichen Aktivität zu erklären ist.

Tabelle 3.1. Pharmaka mit adipogener (fettakkumulierender) Wirkung

Substanz	Adipogene Wirkung		
	stark	mittel	leicht
Antidepressiva	Amitriptylin	Imipramin Trimipramin Nortriptylin Doxepin Clomipramin Opipramol Mianserin	Desipramin Maprotilin Tranylcypromin (MAO-Hemmer) Moclobemid (MAO-Hemmer)
Neuroleptika	Thioridazin	Triflupromazin Perphenazin Promethazin	Promazin Alimenazin Haloperidol
Andere Psychopharmaka	Lithium		
Hormone	Insulin Kortisol	Testosteron	Östrogene Gestagene
Andere Pharmaka		Thiazolidindione, Sulfonylharnstoffe	β-Blocker

3.2
Gewicht und Länge

Wie bereits im Kapitel „Definition“ erwähnt, werden heutzutage Übergewicht und Adipositas nach dem Body-Mass-Index (BMI) klassifiziert (s. oben). Der vorwiegend in Deutschland immer noch gängige Broca-Index sollte verlassen werden; er hat nur noch historische Bedeutung.

Soll der Gewichtsverlauf ermittelt werden, sollte das Gewicht immer zur gleichen Tageszeit, mit ähnlichen Kleidern und auf der gleichen Waage ermittelt werden. Zur Ermittlung der Körperlänge muss der Patient die Schuhe ausziehen (häufiger Fehler).

3.3
Umfangsmessungen

Neben der Ermittlung von Größe und Gewicht sind der Umfang von Taille und Hüfte bzw. deren Verhältnis zueinander, der Taille-Hüft-Quotient oder „waist-to-hip ratio“ für klinische Zwecke von Wichtigkeit. Zur Abschätzung des kardiovaskulären Risikos ist es von entscheidender Bedeutung, ob eine androide (viszerale) oder eine gynoide (gluteal-femorale) Adipositasform vorliegt (s. Kapitel 2).

Der Messvorgang wird am entkleideten und stehenden Patienten in leichter Exspiration vorgenommen. Zur Messung der Taille wird das Maßband in die Mitte zwischen Rippenunterrand und Beckenkamm horizontal um den Patienten gelegt. Diese Stelle kann man auch bei extrem Adipösen gut tasten. Bei Normalgewichtigen liegt diese Linie in der Taille in Nabelhöhe, bei stark Adipösen ist der Nabel tiefer lokalisiert. Der Hüftumfang wird über dem Trochanter major gemessen; es ist der größte Umfang im Hüftbereich.

3.4
Körperliche Untersuchung

Der Untersuchungsstatus dient der Suche nach sekundären Ursachen der Adipositas und Begleit- und Folgekrankheiten.

In Tabelle 3.2. sind sekundäre Ursachen der Adipositas aufgelistet. Von klinischer Bedeutung ist dabei vor allem die Hypothyreose; die Bestimmung des basalen TSH ist bei Adipösen obligatorisch. Einen Morbus Cushing muss man nur bei klinischem Verdacht ausschließen/verifizieren. Bei Frauen sollte man ein polyzystisches Ovar-Syndrom (PCOS) nicht übersehen.

Tabelle 3.2. Sekundäre und regionale Adipositas

	Symptome	Diagnostik
A) Sekundäre Adipositas		
1. Hypothyreose	Trockene Haut Myxödem Kälteintoleranz Schwäche Obstipation Verlangsamung	Bei der primären (nicht bei der sekundären und tertiären) Hypothyreose ist das basale und TRH-stimulierte TSH erhöht, T_3 und T_4 sind erniedrigt
2. M. Cushing	Vollmondgesicht Stammfettsucht Striae rubrae Osteoporose Muskelschwäche	1. Erhöhte Kortisolspiegel im Tagesprofil 2. Erhöhte Ausscheidung von freiem Kortisol im 24-h-Urin 3. Positiver Dexamethason-Hemmtest (beweisend)
3. Polyzystisches Ovar-Syndrom	Hirsutismus Virilisierung Oligo-anovulation Infertilität	Ultraschall, polyzystische Ovarien, erhöhtes LH (relativ zu FSH), Hyperandrogenismus, erhöhte Östrogene und Gestagene
4. Hypothalamischer Symptomenkomplex	Hypothalamus- und Hypophysen-insuffizienz Hypogenitalismus Diabetes mellitus Diabetes insipidus	Hypothalamusschädigung durch destruktive Prozesse, Röntgen, CT, Gonadotropine, STH
B) Regionale Adipositas		
1. Lipomatosis	Lokale Fettansammlung häufig am Rücken und Oberschenkeln, manchmal schmerzhaft (M. Decrum)	
2. Madelung-Fetthals	Massiver, adipöser Fetthals	

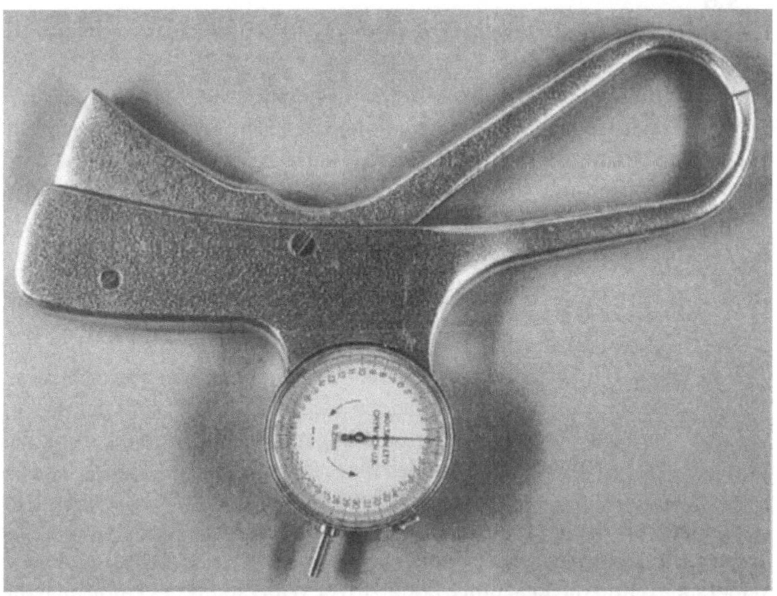

Abb. 3.1. Caliper zur Messung der Hautfaltendicke. Die Methode ist gut für Kindern geeignet sowie bei Feldmessungen

3.5 Hautfaltendickemessung

Gemessen wird mit einer Messzange, auch Caliper genannt (Abb. 3.1). Mit Zeigefinger und Daumen wird eine Hautfalte abgehoben und mit den Branchen, die einen bestimmten Druck erzeugen, erfasst. Die Messstellen sind festgelegt: über dem M. triceps, über dem M. biceps, subskapular und suprailiakal. Aus der Summe der Hautfaltendicke lässt sich die Körperfettmasse abschätzen (Durnin u. Womersley 1974).

Die Caliper-Methode ist wegen ihrer Einfachheit weit verbreitet und wird auch wissenschaftlich bei Felduntersuchungen eingesetzt. Gut geeignet ist sie bei Kindern. Bei Erwachsenen ist sie nicht selten problematisch, da insbesondere die subskapularen und suprailiakalen Hautfalten oft kaum abgehoben werden können. Die Methode erfasst nur das subkutane und nicht das intraabdominale Fett.

3.6 Bioelektrische Impedanz-Analyse (BIA)

Für klinische Zwecke liefert die Messung des elektrischen Widerstandes mit ausreichender Genauigkeit Informationen zur Körperzusammensetzung, zur Fettmasse und zur fettfreien Masse (Magermasse). Üblicherweise wird ein Wechselstrom mit 50 kHz und einer Stromstärke von 800 mA an den Körper gelegt. Der Strom fließt vorwiegend durch die elektrolyt- und flüssigkeitsreiche Magermasse. Gemessen wird daher hauptsächlich das Wasser im Körper. Das Fettgewebe hingegen hat einen hohen elektrischen Widerstand; es enthält fast kein Wasser und nur geringfügig Elektrolyte.

Zwei Elektroden werden an einem Fuß angelegt; die distale über den Zehenwurzeln II und III und die proximale in Höhe des tibialen und fibularen Malleolus (Abb. 3.2). Die anderen beiden Elektroden werden an der gleichseitigen Hand platziert, distal über den Fingerwurzeln in Verlängerung des Mittelfingers, proximal zwischen des ulnaren und radialen Malleolus. Der Elektrodenabstand soll jeweils eine Handbreit betragen. Der Stromeintritt erfolgt am Fuß, der Spannungsabfall tritt an den Handelektroden auf.

Gemessen werden üblicherweise 2 Größen: Die Resistance (induktiver Widerstand) und die Reactance (kapazitiver Widerstand); es kann auch die Phasenverschiebung bestimmt werden. Aus diesen Messgrößen lassen sich nach etablierten Formeln die Fettmasse und die fettfreie Masse errechnen. Eine Ermittlung der Körperzellmasse („body cell mass“=BCM) und der

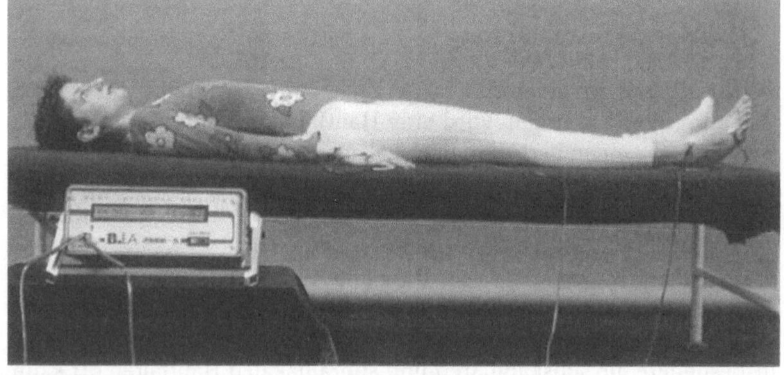

Abb. 3.2. Gerät und Messvorgang zur Durchführung der bioelektrischen Impedanzanalyse (BIA)

extrazellulären Masse (ECM), was von Geräteherstellern angeboten wird, ist wissenschaftlich nicht evaluiert. Die Impedanzmethode gilt heutzutage als verlässliches Verfahren mit ca. 5% Genauigkeit, wenn bestimmte Untersuchungsvoraussetzungen eingehalten werden (z.B. Entleerung der Harnblase, keine Ödeme, keine Diuretika). Verglichen mit der Densitometrie finden sich Korrelationen zwischen 0,91 und 0,95.

Die Impedanzmethode ist für klinische Zwecke gut geeignet.

3.7 Duale „X-ray"-Absorptionsmetrie (DXA)

Diese Methode wird immer öfter eingesetzt, da viele Kliniken und manche Praxen solche Geräte für die Osteodensitometrie einsetzen. Von einer Röntgenquelle werden Gammastrahlen emittiert; die Strahlenbelastung ist gering. Statt Röntgenstrahlen können auch Photonen verwendet werden *(Duale Photonenabsorptionsmetrie=DPA)*. Bei beiden Methoden werden aus der Strahlenabschwächung durch Körperteile Rückschlüsse auf die Körperzusammensetzung gezogen. Mit der DXA-Methode kann auch die viszerale Fettmasse abgeschätzt werden. Leider sind die Untersuchungstische üblicherweise so schmal, dass Adipöse mit einem Gewicht >130 kg nicht untersucht werden können.

3.8 Densitometrie

Die Dichtemessung ist keine Methode, die man zur Ermittlung der Körperzusammensetzung in Klinik oder Praxis einsetzen kann, da sie viel zu aufwändig ist. Sie wird hier nur erwähnt, da sie immer noch als „goldener Standard" gilt und in wissenschaftlichen Publikationen oft erwähnt wird.

Aus dem Quotienten von Körpermasse (Wägung) und Körpervolumen (Wasserverdrängung) wird die Körperdichte errechnet. Die Körperdichte lässt auf das Körperfett schließen, da die Dichte von Fett mit 0,9 g/cm^3 und die der fettfreien Masse mit 1,1 g/cm^3 konstant sind. Nach Ermittlung der Dichte lässt sich der Körperfettanteil nach einer Formel berechnen. Zur Ermittlung des Körpervolumens wird die Wasserverdrängung gemessen. Die Gasvolumina im Respirations- und Gastrointestinaltrakt werden mit diffizilen Methoden ermittelt bzw. geschätzt.

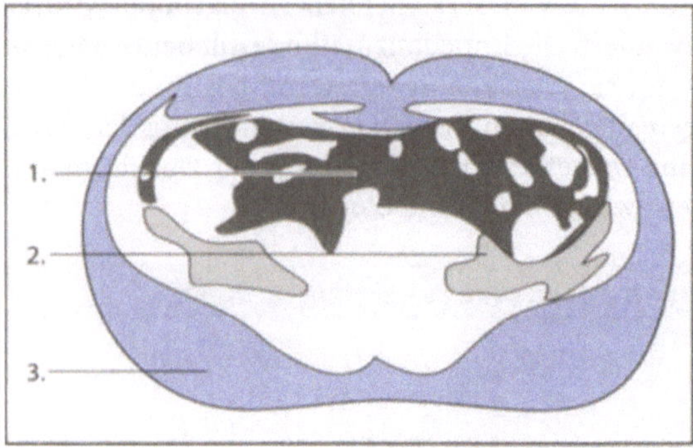

Abb. 3.3. Schematischer CT-Scan in Höhe von L_4–L_5 mit Angabe der einzelnen Teile des intraabdominalen Fettes. *1* omentales und mesenterales Fett (viszerales Fett); *2* retroperitoneales Fett; *3* subkutanes Fett

3.9 Computer- und Kernspintomographie (CT und NMR)

Beide Methoden gelten als Standardmethoden zur Ermittlung des viszeralen (intraabdominalen) Fettes. Gemessen wird auf der Höhe von L_4–L_5. Fett kann vom übrigen Gewebe aufgrund seiner differierenden Dichte abgegrenzt und flächenmäßig mit einem Cursor umfahren werden. Über Formeln lassen sich die einzelnen Anteile des intraabdominalen Fettes ermitteln (Abb. 3.3). Multiple Scans in mehreren Höhen erhöhen die Messgenauigkeit. Auf die Bedeutung des viszeralen Fettes für die Entwicklung von kardiovaskulären Risikofaktoren und der Insulinresistenz wird in diesem Buch mehrfach hingewiesen.

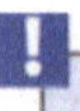

Mit der Computertomographie lässt sich das viszerale Fett am genauesten ermitteln.

3.10 Weitere Methoden zur Ermittlung der Körperzusammensetzung

Bei der Messung der *Ganzkörperleitfähigkeit (TOBEC, EMSCAN, TRIM)* wird die elektrische Leitfähigkeit von Strom gemessen. Zur Messung wird der Körper in eine zylindrische Spule geschoben, an die ein Wechselstrom mit 5 MHz zur Erzeugung eines elektrischen Feldes gelegt ist.

Das *Ganzkörperwasser* kann mit Deuterium, Tritium oder 18-Sauerstoff ermittelt werden. Die Substanzen werden gewöhnlich oral verabreicht. Aliquots werden im Plasma, Urin oder Speichel bestimmt. Da der Wassergehalt der fettfreien Masse mit 73% relativ konstant ist, kann die Körperfettmasse aus der Differenz von Körpergewicht und fettfreier Masse errechnet werden.

Mittels Messung des *Ganzkörperkaliums,* indem man die Strahlung des natürlichen Isotops ^{40}K nutzt, kann man die fettfreie Körpermasse ermitteln und die Fettmasse errechnen, da sich Kalium fast ausschließlich in der fettfreien Masse befindet. Da ein Ganzkörperzähler und ca. 1 h Messzeit erforderlich sind, bleibt diese Methode wissenschaftlichen Fragestellungen vorbehalten.

Noch aufwändiger ist die *In-vivo-Neutronenaktivierungsanalyse (IVNAA).* Gemessen werden dabei von Stickstoff ausgesandte Neutronen. Der Stickstoffgehalt von Proteinen ist mit 16% ziemlich konstant. Ermittelt wird somit die Muskelmasse; die Fettmasse wird errechnet. Die Genauigkeit liegt bei 3%.

Die *Infrarotspektrometrie (NIRI)* ist insbesondere in der Sportmedizin verbreitet. Von einer Lichtquelle wird monochromatisches Licht mit 2 verschiedenen Wellenlängen auf bestimmte Körperteile (meist über dem M. biceps) gerichtet. Da die Eindringtiefe des Lichtstrahls nur ca. 1 cm beträgt, ist eine exakte Erfassung des Körperfettes kaum vorstellbar. Die Methode ist für Adipöse wenig geeignet. Der *Lipidometer* arbeitet nach einem ähnlichen Prinzip. Gemessen wird an 15 verschiedenen Körperstellen. Die Eindringtiefe soll größer und die Genauigkeit besser sein als bei der NIRI.

Mittels *Ultraschall* lässt sich mit einer 7,5-MHz-Sonde im B-Mode die Dicke des subkutanen Fettes direkt messen. Als Messpunkte dienen gewöhnlich die der Hautfaltendickemessung; die Methode ist der Hautfaltendickemessung bei Erwachsenen überlegen. Mithilfe von Formeln lässt sich die Körperfettmasse errechnen (Kuczmarski et al. 1987). Ein Ultraschallbild lässt das Ausmaß der Adipositas dem Patienten evident erscheinen; es kann daher auch zur Motivation und zur Therapieverstärkung verwendet werden. Mit Ultraschall lässt sich nicht nur die Masse des subkutanen Fettes (etwa 70% der Körperfettmasse) ermitteln, sondern auch der *intraabdominale sagittale Diameter.* Man misst die Distanz von der Dorsalseite der Linea alba bis zur Dorsalwand der Aorta abdominalis. Der gemessene Diameter ist ein grobes Maß für das intraabdominale Fett und korreliert mit CT-ermittelten Werten ($r = 0{,}75$; Armellini et al. 1994).

Der *transabdominale sagittale Diameter* lässt sich einfacher bestimmen; man ermittelt ihn von außen. Zur Verwendung kommt eine Schublehre oder eine andere Messvorrichtung, um am liegenden Patienten in Höhe von L_4 die Distanz von der Crista iliaca bis zum Untersuchungstisch zu bestimmen. Die Methode ist bisher für klinische Zwecke unzureichend evaluiert. Einige Autoren nehmen jedoch an, dass sie ein besserer Prädiktor für die Morbidität und Mortalität sei als der BMI oder die WHR (Seidell et al. 1994).

3.11 Fazit

FAZIT

- Die Ermittlung des BMI („body mass index"), der WHR („waist-to-hip ratio") bzw. des Taillenumfangs ist zur Abschätzung des Gesundheitsrisikos und zur Festlegung des Therapieziels unabdingbar.
- Zur Bestimmung der Körperzusammensetzung haben sich in Klinik und Praxis die Hautfaltendickemessung bei Kindern und die bioelektrische Impedanzanalyse bei Erwachsenen (BIA) bewährt.
- Bei wissenschaftlichen Fragestellungen kommt zur Ermittlung der Ganzkörperzusammensetzung und des intraabdominalen (viszeralen) Fetts eine Reihe von aufwändigen Methoden zur Anwendung.

4 Adipositas: eine epidemische und kostenträchtige Krankheit

Die Adipositas ist in Industrieländern heutzutage eine epidemische Erkrankung mit erheblich zunehmender Tendenz. Glücklicherweise liegen mittlerweile von Deutschland relativ verlässliche Daten vor. Da das Körpergewicht von kulturellen und nationalen Gegebenheiten erheblich bestimmt wird, ist man auf nationale und ggf. auf regionale Untersuchungen angewiesen.

4.1 Adipositas tritt immer häufiger auf

Die neuesten Daten stammen von einem nationalen Gesundheits-Survey aus dem Jahr 1998. Bei dieser Untersuchung wurden 7.124 Frauen und Männer im Alter von 18–79 Jahren in West- und Ostdeutschland untersucht (Bergmann u. Mensik 1988). Ein Übergewicht (BMI >25 kg/m^2) bestand bei 54% der Frauen und bei 66% der Männer (Abb. 4.1). Eine Adipositas (BMI >30 kg/m^2) war bei 22% der Frauen und 19% der Männer feststellbar. Eine extreme Adipositas mit einem BMI >40 kg/m^2 war immerhin bei 1% der Bevölkerung, das entspricht der Einwohnerzahl von Stuttgart, feststellbar.

Etwas ältere Daten von Deutschland stammen aus dem weltweit durchgeführten MONICA-Projekt *(Monitoring of International Trends and Determinants in Cardiovascular Disease)*. In Augsburg und 2 benachbarten Landkreisen wurden in den Jahren 1984/1985 und 1989/1990 jeweils knapp 4.000 Personen im Alter von 25–74 Jahren untersucht. Hinsichtlich der Altersverteilung der Adipositas gab es geschlechtsspezifische Unterschiede. In den jüngeren Altersgruppen waren die Männer adipöser als die Frauen; bei den Älteren war das Verhältnis umgekehrt. Weshalb Frauen nach dem 45. Lebensjahr besonders stark an Gewicht zunehmen, ist unklar (Abb. 4.2).

Betrachtet man verschiedene epidemiologische Untersuchungen in Deutschland im letzten Jahrzehnt, stellt man fest, dass das Übergewicht um ca. 20% und die Adipositas um ca. 10% zugenommen hat.

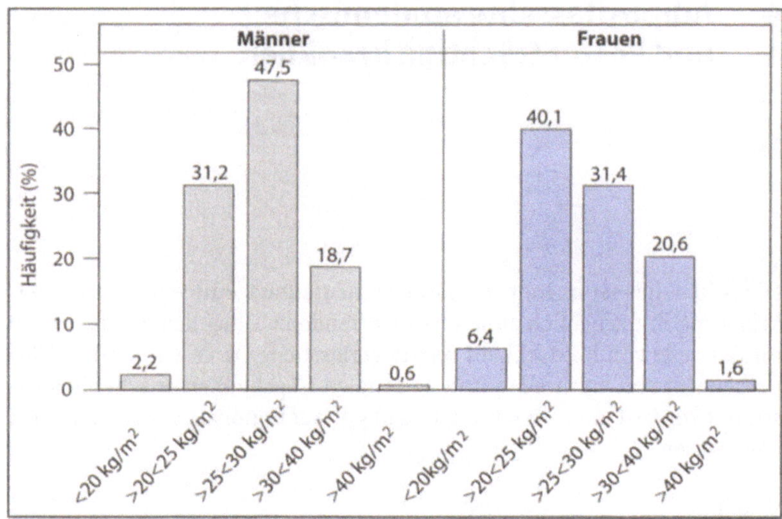

Abb. 4.1. Häufigkeit von verschiedenen Gewichtsklassen bei Männern und Frauen aufgrund eines nationalen Gesundheits-Survey im Jahr 1998 (Bergmann u. Mensink 1999)

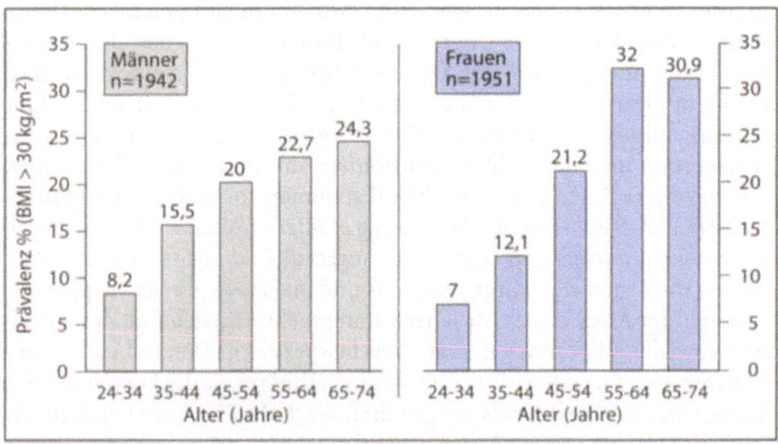

Abb. 4.2. Häufigkeit der Adipositas (BMI >30 kg/m^2) bei einer repräsentativen Untersuchung in der Region Augsburg 1989/1990 bei 3.893 25- bis 74-jährigen Männern und Frauen in Abhängigkeit vom Alter. (Aus Filipiak et al. 1993)

> **!** Zwei Drittel der Bundesbürger sind übergewichtig und jeder fünfte ist adipös.

In Deutschland sind Übergewicht und Adipositas weit verbreitet. Nur in osteuropäischen Ländern und bestimmten ethnischen Gruppen (z. B. Pima-Indianer) haben die Menschen durchschnittlich einen höheren BMI (Abb. 4.3). Nach neuesten Angaben liegen wir Deutsche nur geringfügig hinter den US-Amerikanern. Samoa, ein Land, in dem die Adipositas ein Schönheitsideal darstellt, liegt weltweit an der Spitze; nahezu 80% der Bevölkerung haben dort ihr „Wohlfühlgewicht" erreicht.

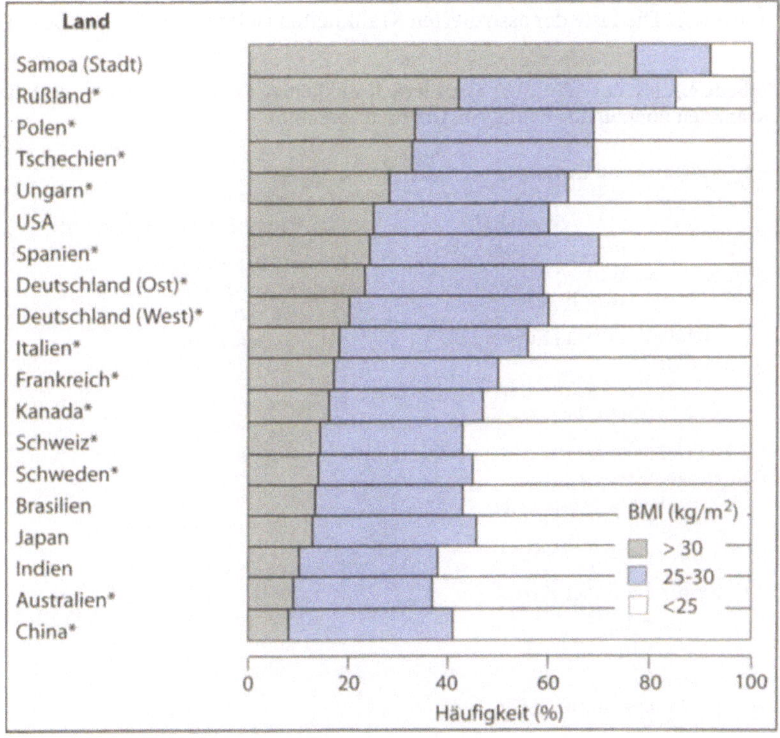

Abb. 4.3. BMI-Klassen im internationalen Vergleich. Die Daten wurden vorwiegend dem weltweiten MONICA-Projekt entnommen. * = MONICA-Projekt

4.2 Adipositasassoziierte Krankheiten

4.2.1 Adipöse sind oft multimorbid

Die gesundheitspolitische Bedeutung der Adipositas ist in den durch sie verursachten Krankheiten zu sehen. In Deutschland – auch unter Ärzten – herrscht jedoch immer noch die Vorstellung vor, die Adipositas sei vornehmlich ein kosmetisches Problem. Die Einschätzung der Adipositas als eine Krankheit mit Begleit- und Folgekrankheiten ist erst im Kommen.

Die oben skizzierte Sicht verwundert, ist doch medizinisch evident, dass viele Adipöse – nicht alle – Krankheiten aufgrund ihrer vermehrten Körperfettmasse aufweisen. Die Liste der assoziierten Krankheiten ist lang (Tabelle 4.1). Beson-

Tabelle 4.1. Mit der Adipositas assoziierte Krankheiten. Assoziiert bedeutet, dass die Krankheit überzufällig häufig bei Adipösen vorkommt

1. **Kardiovaskuläres System**
   - Hypertonie
   - Koronare Herzkrankheit
   - Linksventrikuläre Hypertrophie
   - Herzinsuffizienz
   - Venöse Insuffizienz
2. **Metabolische und hormonelle Funktion**
   - Diabetes mellitus Typ 2
   - Dyslipidämien
   - Hyperurikämie
3. **Hämostase**
   - Hyperfibrinogenämie
   - Erhöhter Plasminogen-Aktivator-Inhibitor
4. **Respiratorisches System**
   - Schlafapnoe
   - Pickwick-Syndrom
5. **Gastrointestinales System**
   - Cholezystolithiasis
   - Fettleber
   - Refluxösophagitis
6. **Haut**
   - Intertrigo
   - Hirsutismus, Striae
7. **Bewegungsapparat**
   - Koxarthrose
   - Gonarthrose
   - Fersensporn
   - Wirbelsäulensyndrom
8. **Neoplasien**
   - Erhöhtes Risiko für Endometrium-, Mamma-, Zervix-, Prostata-, Nierenzell- und Gallenblasenkarzinom
9. **Sexualfunktion**
   - Reduzierte Fertilität
   - Komplikationen bei Geburt und post partum
   - Polyzystisches Ovar-Syndrom

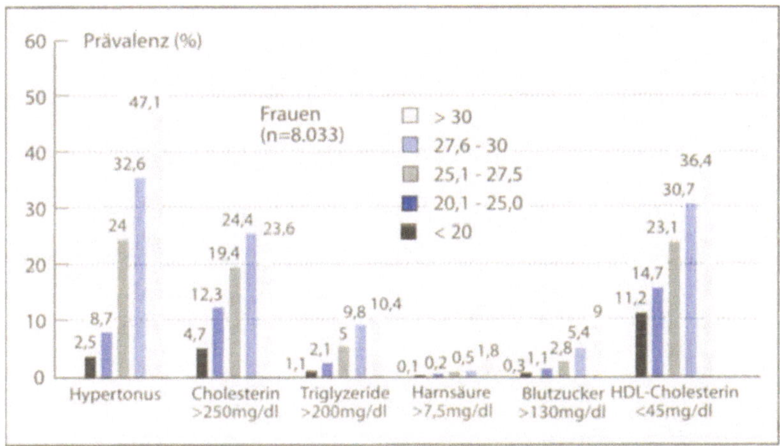

Abb. 4.4. Beziehung zwischen dem BMI und kardiovaskulären Risikofaktoren bei Frauen in der PROCAM-Studie (Assmann u. Schulte 1993)

ders eng mit der Adipositas sind der Diabetes mellitus, die Hypertonie, Fettstoffwechselstörungen, die Cholezystolithiasis und die Schlafapnoe vergesellschaftet.

Aufgrund der *PROCAM-Studie* („Prospective Cardiovascular Münster Study") liegen auch aus Deutschland verlässliche Daten zumindest hinsichtlich kardiovaskulärer Risikofaktoren in Abhängigkeit vom BMI vor (Assmann u. Schulte 1993). Diese an ca. 20.000 Betriebsangehörigen im Alter von 40–65 Jahren durchgeführte Untersuchung gibt einen guten Einblick in die gesundheitliche Bedeutung des Körpergewichtes. Bereits Übergewicht (BMI >25 kg/m²) erhöht die Prävalenz von Risikofaktoren um ein Mehrfaches. Beispiel Hypertonie: Während normalgewichtige Männer nur in 8% einen erhöhten Blutdruck aufweisen, sind Übergewichtige bereits 2-mal und Adipöse 6-mal häufiger betroffen (Abb. 4.4); 74% der Normalgewichtigen hatten überhaupt keinen Risikofaktor, während diese Angabe nur bei 38% der Übergewichtigen und 22% der Adipösen zutraf. Adipöse hatten 3-mal häufiger 2 und mehr Risikofaktoren im Vergleich zu Normalgewichtigen. Zwischen Männern und Frauen war weder in Bezug auf die einzelnen Risikofaktoren noch hinsichtlich deren Häufigkeit ein Unterschied feststellbar. Der Zusammenhang zwischen der Adipositas und den einzelnen assoziierten Krankheiten ist in Kapitel 7 näher ausgeführt.

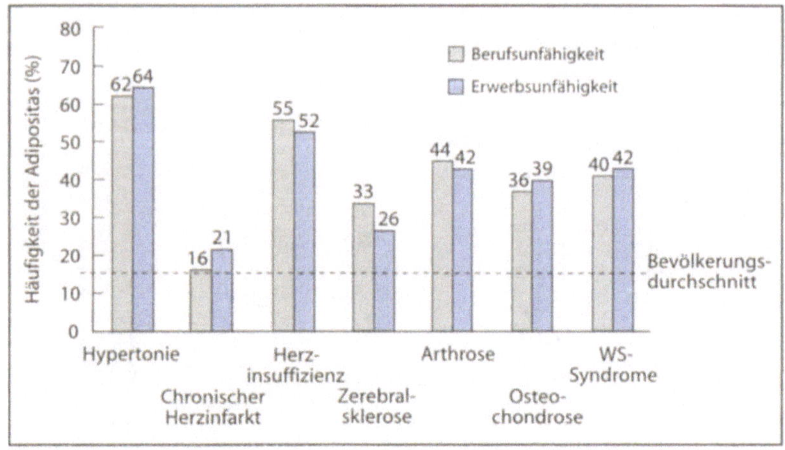

Abb. 4.5. Häufigkeit der Adipositas bei Berufs- und Erwerbsunfähigkeit bei verschiedenen Krankheiten. Untersuchung der Landesversicherungsanstalt Württemberg (Gercke 1972). Die Adipositashäufigkeit wurde aufgrund nationaler Surveys mit 15% angenommen (*gestrichelte Linie*)

4.2.2
Es droht die vorzeitige Berentung

Aufgrund der vielfältigen assoziierten Krankheiten ist verständlich, dass Adipöse häufig vorzeitig berentet werden. Hierzu liegen ausführliche Daten vor, die von der Landesversicherungsanstalt (LVA) Württemberg 1972 veröffentlicht wurden (Gercke 1972). In den Jahren 1965 und 1966 wurden jeweils 10.000 Akten zu Anträgen für Heilbehandlungen und Berentung ausgewertet. Bestanden für eine vorzeitige Berentung maßgebliche Krankheiten, lag die Adipositashäufigkeit deutlich höher als in der Allgemeinbevölkerung (Abb. 4.5). Auch internationale Daten zeigen, dass das Risiko einer vorzeitigen Berentung bei Adipösen um das Doppelte erhöht ist. Die hierdurch entstehenden Kosten sind bisher nicht berechnet worden.

4.3
Psychosoziales Leid und beeinträchtigte Lebensqualität

Adipöse erkranken nicht nur häufig organisch oder sterben vorzeitig aufgrund von Folgekrankheiten, sie leiden vorwiegend psychisch an ihrer

Körperfülle und haben erhebliche soziale Nachteile. Wie groß diese Probleme sind, kann man nur erahnen.

Adipöse werden in *Schule* und *Ausbildung* benachteiligt. Adipöse Kinder und Jugendliche werden von Gleichaltrigen gehänselt, von Lehrern bloßgestellt (im Sport!) und diskriminiert, kommen seltener zu einem Schulabschluss, sind unter Studenten unterrepräsentiert, heiraten seltener und erzielen später ein geringeres Einkommen (Gortmaker et al. 1993). Die Adipositas ist vorwiegend in der unteren Sozialschicht präsent. „Beleibtheit“ ist nicht mehr wie im letzten Jahrhundert mit Wohlsituiertheit gleichzusetzen. Frauen mit Hauptschulabschluss sind bei uns 4-mal häufiger adipös als solche mit Abitur oder vergleichbarem Hochschulabschluss (Filipiak 1993).

Für Adipöse sind psychosoziale Nachteile oft gravierender als Krankheiten.

Wenn Adipöse häufiger Krankheiten aufweisen und psychosozial benachteiligt sind, wundert es nicht, dass ihre *Lebensqualität* häufig beeinträchtigt ist (Schneider et al. 1998). Die körperliche Funktionsfähigkeit ist durch die vermehrte Körperfettmasse reduziert; Gehen, Laufen, Treppensteigen, Bücken, Knien und Klettern fällt schwerer oder wird gar unmöglich (Abb. 4.6).

Eine verminderte soziale Funktionsfähigkeit lässt sich nur teilweise durch die körperlichen Nachteile erklären; hier spielen psychische Faktoren und

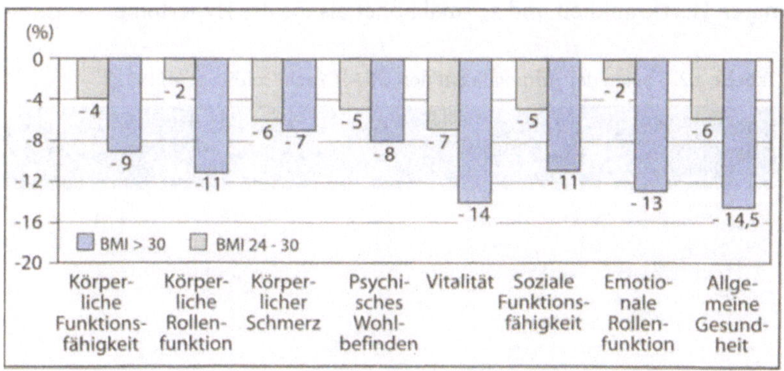

Abb. 4.6. Lebensqualität und Körpergewicht. Ein repräsentative Umfrage bei 1.932 Frauen. Die prozentualen Unterschiede beziehen sich auf normalgewichtige Frauen mit einem BMI <24 kg/m² (*obere Linie*; Schneider et al. 1998)

die Reaktion der Umwelt eine erhebliche Rolle. Durch eine gestörte Identifikation mit dem Körper und fortlaufende Kränkungen kommt es zur Verminderung des Selbstwertgefühls, sozialem Rückzug und Isolation (Soziophobie). Frauen sind hiervon stärker betroffen als Männer.

4.4 Kostenträchtige Adipositas

In Anbetracht der erheblichen Komorbidität der Adipositas, der beeinträchtigten Lebensqualität und der damit verbundenen vorzeitigen Berentung entstehen erhebliche Kosten. Leider gibt es aus Deutschland dazu keine verlässlichen Angaben. Die Kosten werden von Gesundheitsökonomen nach unterschiedlichen Modellen berechnet.

Die umfassendsten Daten stammen aus den USA und wurden aufgrund der Nurses' Health Study errechnet. Colditz wählte zur Abschätzung der Kosten ein Modell, bei dem der attributive Anteil der Adipositas an Begleit- und Folgekrankheiten ermittelt wird. In der Tabelle 4.2 sind die anteiligen direkten und indirekten Kosten bei einigen Krankheiten aufgelistet; zu einer Reihe von Krankheiten gibt es noch keine verlässlichen Angaben (z. B. Schlafapnoe). Überträgt man die geschätzten Kosten auf die Bundesrepublik mit einer ähnlichen Prävalenz der Adipositas (s. Abb. 4.3), belaufen sich die adipositasbedingten Gesundheitskosten auf ca. 18 Mrd. EUR, das sind ca. 6% der Gesamtkosten im Gesundheitssystem. Die Kosten der Adipositas sind ähnlich hoch wie beim Diabetes mellitus, 1,25-mal höher als die der koronaren Herzkrankheit und 2,7-mal höher als die der Hypertonie.

Tabelle 4.2. Kosten der Adipositas in den USA. (Nach Colditz et al. 1992)

	Anteil der Adipositas (%)	Direkte Kosten (Mrd. Euro)	Indirekte Kosten (Mrd. Euro)
Kardiovaskuläre Erkrankungen	19	25,0	11,1
Nichtinsulinpflichtiger Diabetes	57	7,5	3,3
Degenerative Gelenkerkrankungen	10	3,2	0,8
Gallenblasenerkrankungen	30	2,7	-
Bösartige Erkrankungen	2	0,6	1,1
Gesamtkosten		39,0	16,3
Insgesamt: 55,8 Mrd Euro 1990, ca. 6% der Gesamtkosten im Gesundheitssystem			

4.5 Erhöhte Mortalität bei Adipositas

Aufgrund von gehäuften kardiovaskulären Risikofaktoren und hormonabhängigen Tumoren bei Adipositas ist es nicht verwunderlich, dass auch die Sterblichkeit erhöht ist (Abb. 4.7). Wenngleich die Zusammenhänge zwischen Körpergewicht und Mortalität seit vielen Jahren bekannt sind, werden nicht nur in der Laienpresse immer wieder Zweifel an der Exzessmortalität durch Adipositas erhoben.

Wegweisend waren Daten der *Metropolitan Life Insurance Company* aus dem Jahr 1959 mit einer Überarbeitung 1983 (Society of Actuaries 1979). Offen blieb

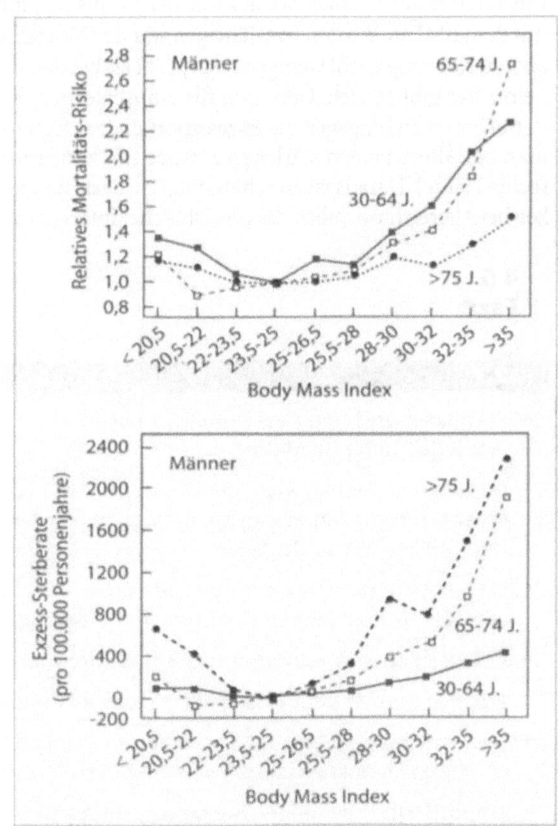

Abb. 4.7. Relatives Sterblichkeitsrisiko (*oben*) und Exzessmortalität (*unten*) aufgrund der Adipositas in der Cancer Prevention Study II mit ca. 1 Mio. Personen (Calle et al. 1999). Auch hinsichtlich der Sterblichkeit sollte man sich um das Gewicht von Älteren kümmern

jedoch lange Zeit die Frage, weshalb bei niedrigem BMI die Mortalitätsrate ansteigt. Dies wurde erst in der *Nurses' Health Study* geklärt, einer prospektiven Untersuchung an ca. 120.000 US-amerikanischen Krankenschwestern (Manson et al. 1995). Bei Einschluss aller Personen ergab sich, wie bei nahezu allen vorausgegangenen Untersuchungen, ebenfalls eine J-förmige Beziehung zwischen dem BMI und der Mortalität. Wurden hingegen Raucherinnen und Frauen, die in den ersten 4 Jahren nach Einschluss in die Studie – meist aufgrund einer bösartigen Erkrankung – starben, eliminiert, ergab sich eine lineare Beziehung. Bereits bei einem BMI >26 kg/m² steigt die Mortalität deutlich an.

Zu ähnlichen Ergebnissen kam man in der Cancer Prevention Study II mit ca. 1 Mio. Personen und 14-jähriger Beobachtung (s. Abb. 4.7; Calle et al. 1999). Das relative Sterblichkeitsrisiko war bei 30- bis 74-Jährigen ähnlich und stieg mit dem BMI an. Bei den >75-Jährigen war der Mortalitätsanstieg mit zunehmendem Körpergewicht weniger ausgeprägt als bei den Jüngeren; mit zunehmendem Alter gibt es viele Ursachen für ein Absterben (s. Abb. 4.7., linke Hälfte). Betrachtet man hingegen die Exzessmortalität aufgrund der Adipositas, so sieht man bei Älteren einen stärkeren Anstieg mit zunehmendem BMI (s. Abb. 4.7., rechte Hälfte). Daraus ist zu schlussfolgern, dass man hinsichtlich der Sterblichkeit bei Älteren hinsichtlich des Gewichts eher intervenieren sollte als bei Jüngeren.

4.6 Fazit

FAZIT

- In Deutschland sind zwei Drittel der Bevölkerung übergewichtig und jeder fünfte ist adipös.
- Das Durchschnittsgewicht der Deutschen hat in den letzten Jahren erheblich zugenommen, es steigt noch immer. International liegt Deutschland mit an der Spitze.
- Ein länger bestehendes vermehrtes Körpergewicht geht in der Regel mit vielerlei Krankheiten einher (Multimorbidität).
- Adipöse haben eine extrem schlechte Lebensqualität.
- Adipöse werden doppelt so häufig vorzeitig berentet.
- Die Kosten für die adipositasassoziierten Krankheiten belaufen sich auf ca. 6% aller Krankheitskosten (ca. 15 Mrd. EUR/Jahr).
- Adipöse haben ein deutlich erhöhtes Sterblichkeitsrisiko

5 Ätiologie der Adipositas: Weshalb werden Menschen dick?

Die Forschung zu den Ursachen der Adipositas hat in letzter Zeit deutliche Fortschritte gemacht. Wenngleich zu Dysbalancen hinsichtlich des Verhältnisses von Energieaufnahme zu Energieverbrauch wissenschaftlich viele gesicherte Erkenntnisse vorliegen, tut sich der klinisch Tätige in der Regel schwer, im Einzelfall die Ursache eruieren zu können. Dennoch sollte man sich bei jedem Adipösen ernsthaft die Frage nach der Ursache seiner Gewichtszunahme stellen.

5.1 Die Rolle der Genetik

5.1.1 Klinische Studien

Es gibt einige *Tiermodelle* mit genetisch definierten Defekten, die eine Adipositas bedingen. Sie liefern nach wie vor unverzichtbare wissenschaftliche Erkenntnisse (Hinney u. Hebebrand 2001). Bislang sind 5 monogene Formen der Adipositas bekannt. Mit transgenen Tieren, bei denen bestimmte Gene ausgeschaltet oder hochreguliert wurden (sog. „knock-out mice"), lassen sich die physiologischen Funktionen bestimmter Gene untersuchen.

In *Adoptionsstudien* kann man genetische Effekte erforschen, da die Adoptierten mit ihren biologischen Eltern die Erbmasse und mit den Adoptiveltern die Umwelt teilen. Eine Auswertung des dänischen Adoptionsregisters mit 3.580 Personen war diesbezüglich sehr aufschlussreich (Stunkard et al. 1986): Das Gewicht der Adoptierten korrelierte nicht mit dem der Adoptiveltern, sondern nur mit dem der biologischen Eltern (Abb. 5.1).

Wesentliche Erkenntnisse stammen von der *Zwillingsforschung*. Zwillinge wurden z. B. 100 Tage mit 1.000 kcal/Tag überernährt, was zu einem Anstieg des Gewichts von 8,1 kg führte (Bouchard et al. 1990). Die computertomographisch ermittelte Zunahme des viszeralen Fetts korrelierte in homo-

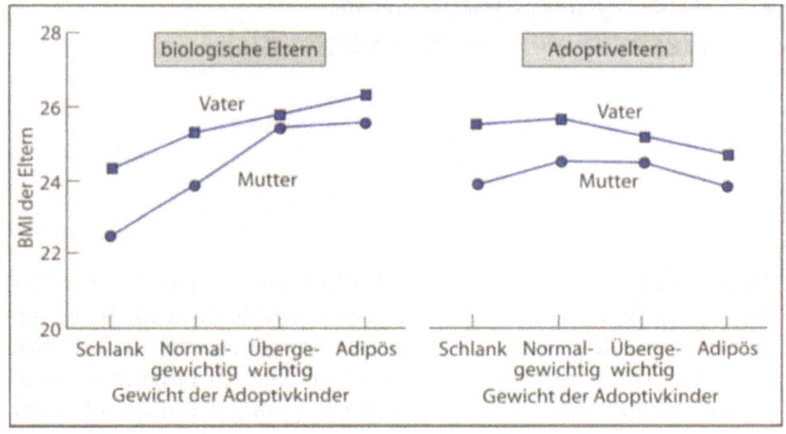

Abb. 5.1. Körpergewicht von 540 Adoptierten im Alter von 30–50 Jahren (4 Gewichtsklassen) in Abhängigkeit vom BMI der biologischen Eltern (*links*) und Adoptiveltern (*rechts*). (Mod. nach Stunkard et al. 1986)

zygoten Zwillingen signifikant (r=0,72). Von der Zwillingsforschung gibt es zahlreiche andere Hinweise für eine Vererblichkeit der Adipositas.

Aber auch *Familienstudien* liefern Hinweise für die Rolle der Vererbung bei der Entwicklung einer Adipositas. Wenn die Varianz (statistische Größe) von Körpergewicht oder viszeraler Fettmasse innerhalb von Familien (oder Zwillingspaaren) deutlicher variiert als die Varianz zwischen den Familien (oder Zwillingspaaren), ist dieser Unterschied möglicherweise erblich bedingt. Die Abbildung 5.2. zeigt einen erheblichen Unterschied hinsichtlich der viszeralen Fettmasse; der Unterschied innerhalb einer Familie war größer als der zwischen den Familien (Rice et al. 1997). Die Vererblichkeit von viszeralem Fett betrug in dieser Studie 47%.

Die Adipositas wird zu etwa 60% vererbt.

Die Vererbung spielt vorwiegend beim Energieverbrauch eine Rolle. Als Kandidaten für erbliche Effekte kommen alle 3 Komponenten des Energieverbrauches infrage: Grundumsatz, Thermogenese und körperliche Aktivität. Weniger Erkenntnisse gibt es von der Energieaufnahme, wenngleich die neuere Forschung auch hierfür Hinweise liefert.

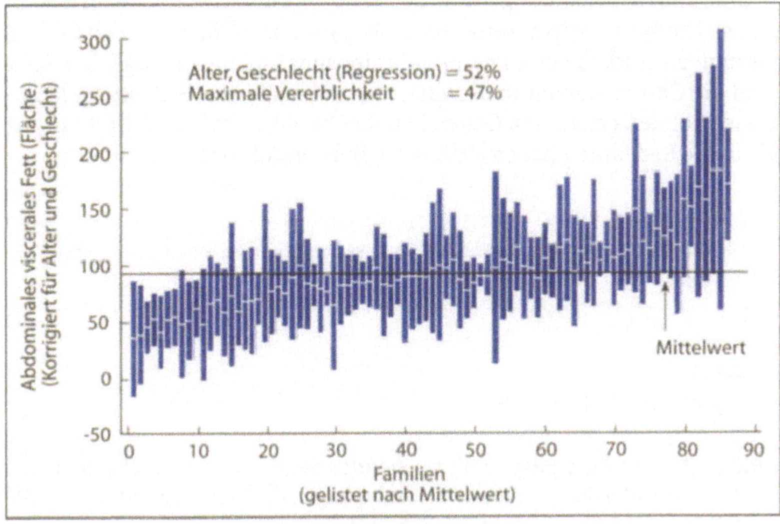

Abb. 5.2. Viszerale Fettmasse (computertomographisch ermittelt) von Familienmitgliedern in 86 Familien. Die Vererblichkeit betrug 47% (Rice et al. 1997)

5.1.2 Genetische Adipositasforschung

Ein wichtiger Ansatz ist die Suche nach *Kandidatengenen.* Gefunden wurden sowohl monogene rezessive als auch monogene dominante Formen. Am bekanntesten wurde eine Mutation im Leptingen bei Cousin und Cousine blutsverwandter Eltern einer pakistanischen Familie (Montague et al. 1997). Ihre Leptinspiegel waren extrem niedrig; das Mädchen wog im Alter von 8 Jahren bereits 86 kg bei einer Körperlänge von 137 cm. Leptin wird ausschließlich im Fettgewebe gebildet und bindet im Hypothalamus, dem Hunger- und Sättigungszentrum, an einen spezifischen Rezeptor (Mutationen des Leptinrezeptors sind ebenfalls beschrieben). Ein 10-jähriges Mädchen mit einer Leptindefizienzmutation wurde mit rekombinantem Leptin behandelt (Farooqui et al. 1999). Bereits nach einer Woche war die Hyperphagie gestoppt und nach 1 Jahr hatte sie 20 kg abgenommen. Mutationen sind auch im Melanocortin-4-Rezeptor-Gen beschrieben worden. Weitere Informationen zum Leptin finden sich in Kapitel 6.4.

Eine andere Form der genetischen Adipositasforschung ist der *Genomscreen.* Hierbei werden chromosomale Regionen identifiziert, in denen Gene vorhanden sind, die den Phänotyp Adipositas bedingen. Möglicherweise sind die Chromosomen 1q32, 10p12, 10q und 20q13 von Bedeutung. Mutationen auf den genannten Genen könnten bei etwa 30% der Adipösen eine klinische Bedeutung haben (Hinney u. Hebebrand 2001).

Die Genetik ist die Basis für die Entwicklung einer Adipositas. Die Umwelt bestimmt ihre Ausprägung.

5.1.3 Genetische Syndrome

Eine Reihe mit Adipositas einhergehender Syndrome ist beschrieben. Sie sind selten und haben nicht nur Veränderungen der Fettmasse und der Fettverteilung zur Folge, sondern auch andere Anomalien (Tabelle 5.1). Bei jedem Adipösen sollte man bei der körperlichen Untersuchung auf die Konstitution, die Intelligenz, den Tonus der Muskulatur und die Ausprägung der Finger, Zehen und Genitalorgane achten.

Patienten mit *Prader-Willi-Syndrom* (s. Tabelle 5.1) weisen einen monogenetischen Defekt auf. Sie fallen häufig wegen Verhaltensproblemen mit Schwierigkeiten in ihrer sozialen Umgebung und Unterbegabung auf. Nicht selten nehmen sie oft große Nahrungsmengen unterschiedlichster Art (z. B. Tierfutter) zu sich. Fast alle Betroffenen sind abdominal adipös. Aufgrund der geringen Muskelmasse sind der Grundumsatz und der Gesamtenergieverbrauch reduziert; 20% entwickeln einen Diabetes Typ II; ein obstruktives Schlaf-Apnoe-Syndrom soll für 30% der Mortalität verantwortlich sein. Die Therapie ist schwierig und sollte multidisziplinär erfolgen. Einige Autoren berichten von guten Erfolgen mit Formula-Diäten, andere plädieren für die Unterbringung in Heimen.

Beim *Bardet-Biedl-Syndrom* besteht ebenfalls in der Regel eine abdominale Fettverteilung. Die Essstörung und die Adipositas sind meist weniger ausgeprägt als beim Prader-Willi-Syndrom. Das therapeutische Vorgehen ist ähnlich.

Bei der körperlichen Untersuchung Adipöser sollte man insbesondere auf die intellektuelle Entwicklung, die Körpergröße, die Augen, die Finger und Zehen sowie die Geschlechtsorgane achten.

Tabelle 5.1. Genetische Syndrome mit Adipositas

	Prader-Willi-Syndrom	Bardet-Biedl-Syndrom	Ahlström-Hallgren-Syndrom	Ahlström-Olson-Syndrom	Cohen-Syndrom
Vererbung	Defekt am Chromosom 15 (sporadisch)	Autosomal-rezessiv	Autosomal-rezessiv	Autosomal-rezessiv	Autosomal-rezessiv
Mentale Retardierung	Leicht bis mäßig	Leicht	Keine	Keine	Leicht
Körpergröße	Kleinwuchs	Normal bis klein	Unauffällig	Unauffällig	Unauffällig
Adipositas	Generalisiert Mäßig bis deutlich Beginn als Kleinkind	Generalisiert Beginn als Kleinkind	Adominale Adipositas, Beginn als Kleinkind	Adominale Adipositas, Beginn als Kleinkind	Adominale oder femorale Adipositas
Kopf und Gesicht	Strabismus, Mandelförmige Augen hoher Gaumen	Unauffällig	Unauffällig	Unauffällig	Breitnase kurzes Philtrum
Glieder	Akromikrie Muskelhypotonie	Polydaktylie	Unauffällig	Unauffällig	Bradyphalangie Muskelhypotonie
Genitalorgane	Primärer Hypogonadismus	Primärer Hypogonadismus	Primärer Hypogonadismus	Hypogonadismus	Unauffällig
Begleitkrankheiten	Nasale Sprache	Hypotonie Nieren-insuffizienz Retinopathia pigmentosa	Retinopathia pigmentosa Diabetes mellitus Typ 2 Hyperostosis frontalis Innenohrschwer-hörigkeit Glomerulosklerose	Diabetes Typ 2 Hyperurikämie Schwerhörigkeit tapetoretinale Degeneration Visusminderung	Myopie Strabismus

5.2 Vermehrte Energieaufnahme: gesichert?

Die Adipositas wird oft mit alimentärer Adipositas gleichgesetzt. Diese generelle Annahme ist sicherlich nicht gerechtfertigt, wie schon im Vorkapitel zur Genetik gezeigt wurde. Dennoch essen Adipöse im Vergleich zu Normalgewichtigen im Durchschnitt mehr. Über die involvierten Mechanismen, seien sie organischer oder psychosozialer Natur, ist immer noch relativ wenig bekannt.

5.2.1 Die Regulation von Hunger und Sättigung

Die Adipositas ist möglicherweise – zumindest bei einigen Betroffenen – eine Krankheit mit Fehlregulation im Gehirn. Auch wenn man die wichtigsten Regelkreise noch nicht kennt, spielen neurohumorale Vorgänge eine wesentliche Rolle. Schließlich hat das Hunger- und Sättigungszentrum seinen Sitz im Großhirn.

Hunger- und Sättigungszentrum liegen im Hypothalamus
Durch Zerstörung von Teilen des Gehirns im Tierversuch (stereotaktische Operationen), durch Hirnläsionen beim Menschen (Traumata, Neoplasien) und nervale Stimulationen sind grundlegende Kenntnisse über die Regulation von Hunger und Sättigung gewonnen worden. Danach befindet sich im Hypothalamus das Sättigungszentrum im Nucleus ventromedialis hypothalami (VHM) und das Hungerzentrum im lateralen Hypothalamus (LH) (Tabelle 5.2).

Eine Zerstörung des VHM führt im Tierversuch über verschiedene Mechanismen zur Adipositas: Die Aktivität des Parasympathikus wird erhöht und die des Sympathikus erniedrigt, die Tiere fressen mehr, und verschiedene Hormonkonzentrationen ändern sich einschließlich einer Hyperinsulinämie. Läsionen im LH führen im Wesentlichen zu spiegelbildlichen Veränderungen.

In letzter Zeit wird die Hunger-Sättigungs-Regulation mittels NMR („nuclear magnetic resonance“) untersucht. Aktivierte Gehirnregionen lassen sich mit dieser Technik beim Essen darstellen. Es zeichnet sich ab, dass es eine Reihe weiterer Hirnregionen gibt, die mit verantwortlich für die Regulation von Hunger und Sättigung sind.

Tabelle 5.2. Beeinflussung der Nahrungsaufnahme durch Neurotransmitter und Hormone in verschiedenen Regionen des Hypothalamus

	Ventromedialer Hypothalamus (VMH)	Lateraler Hypothalamus (LH)	Nucleus paraventricularis (PVN)
Serotonin	↓	↓	↓
Dopamin	–	↓	–
Cholezystokinin (CCK)	–	↓	↓
Bombesin	↓	↓	↓
„Corticotropin releasing factor" (CRF)	–	–	↓
„Glukagon-like Peptid-1"	↓	↓	–
Aldosteron	↑	?	–
Vasoaktives intestinales Polypeptid (VIP)	↓	↓	?
Melanocortin	↓	↓	
Neuropeptid (NPY)	↑	↑	↑
Galanin	↑	↑	↑
β-Endorphin	↑	↑	↑
Noradrenalin	↑	↓	↑
Ghrelin	↑	↑	↑

Neurotransmitter und weitere Substanzen

Im Hypothalamus befindet sich eine Reihe von neurochemischen Substanzen sowie deren Rezeptoren, die im Regelkreis von Hunger und Sättigung eine Rolle spielen. Wenngleich Hunger und Sättigung nicht allein von biologischen Faktoren abhängen, tragen sie neben sensorischen und psychosozialen Einflüssen erheblich zur Regulation der quantitativen und qualitativen Nahrungsaufnahme bei (s. Tabelle 5.2).

Noradrenalin wirkt nahrungssteigernd im VMH und Nucleus paraventricularis (PVN) und nahrungshemmend im LH, wobei Letzteres überwiegt: Das Noradrenalinsystem wird durch Stress, körperliche Aktivität und Hunger stimuliert. Amphetamine stimulieren die Freisetzung von Noradrenalin in Nervenendigungen und reduzieren damit den Hunger. *Dopamin* hemmt ebenfalls den Appetit; es wirkt mehr in den lateralen Anteilen des Hypothalamus. Amphetamine stimulieren wie beim Noradrenalin die synaptische Freisetzung. Die größte Aufmerksamkeit erfuhr in den letzten Jahren das *Serotonin (5-Hydroxy-Tryptamin)*. Es wirkt nahrungsdepressorisch in allen 3 Hypothalamuskernen über bekannte Rezeptoren. Die Regulation der Hirnkonzentration und die daraus resultierenden Einflüsse auf Essen und Essverhalten sind wahrscheinlich von Makronährstoffen abhängig. Ob die sog. Kohlenhydratsucht („carbohydrate craving") mit einem erniedrigten Serotoninspiegel im Hypothalamus zusammenhängt, ist umstritten. Die Serotoninkonzentration im Hypothalamus wird deutlich durch Fenfluramin und Dexfenfluramin und nur geringgradig durch Sibutramin erhöht.

Leptin (s. auch Kapitel 6) reduziert die Nahrungsaufnahme. Das im Fettgewebe gebildete Leptin passiert die Blut-Hirn-Schranke und bindet in verschiedenen Regionen des Gehirns an Leptinrezeptoren. Im Hypothalamus inhibiert oder verstärkt es eine Reihe von Neuropeptiden und/oder bewirkt eine Aktivierung des Sympathikus. Durch intrazerebroventrikuläre Injektion im Tierversuch wurde die Nahrungsaufnahme drastisch reduziert. Die Wirkung des Leptins ist äußerst komplex mit direkten und indirekten Auswirkungen.

Ghrelin wird im Magen gebildet und stimuliert den Hunger; Anti-Ghrelin unterdrückt die Nahrungsaufnahme. Adipöse nach einer Magen-Bypass-Operation bilden deutlich weniger Ghrelin, sie und auch weniger hungrig.

Möglicherweise liegt die Hauptwirkung in einer Hemmung von *Neuropeptid Y (NPY)*. NPY ist der stärkste bekannte Appetitstimulator. Seine Wirkung ist nicht nur durch direkte Effekte in den 3 hypothalamischen Zentren erklärbar, sondern auch Hemmung (z. B. PYY_{3-36}) bzw. durch Stimulation einer Reihe von anderen Hormonen (z. B. Kortison, Aldosteron u. a.). Auch Enzyme der Fettbildung werden durch NPY stimuliert. Dem Peptid wird daher eine „Energiekontrolle" im anabolen Sinne zugesprochen. *Galanin* wirkt ebenfalls appetitsteigernd, jedoch weniger ausgeprägt als NPY. *Cholezystokinin (CCK)* vermindert den Hunger. Eine Rolle spielt dabei weniger das im Darm produzierte CCK als vielmehr das durch Vagusaktivierung freigesetzte zentrale (Hypothalamus) CCK. So werden z. B. durch eine Dehnung der Magenwand (kleine Kurvatur) Mechanorezeptoren und afferente Vagusfasern stimuliert, was zu einer Freisetzung von CKK im lateralen Hypothalamus führt. Diese Wirkung macht man sich beim Magenballon und der Magenplastik (s. Kapitel 9) zunutze. In letzter Zeit hat eine

Manipulation des *Melanocortin-4-Rezeptors* (MC4R) Aufmerksamkeit gefunden; verschiedene Stimulatoren sind in der Erprobung.

Neben den genannten Neurotransmittern gibt es weitere Substanzen mit anabolen und katabolen Auswirkungen: *Glukagon-like Peptid 1 (GLP-1), Corticotropin-releasing-factor (CRF), Aldosteron, Angiotensin, Gastrin, Somatostatin, Adipsin, Satietin, Methyl-Palmoxirate, Growth Hormone Releasing Hormone (GHRH).*

5.2.2 Alimentäre Adipositas

Die volkstümliche Vorstellung von der Genese der Adipositas zielt v. a. auf die ernährungsbedingte Adipositas. Fast alle Menschen glauben oder meinen beobachtet zu haben, dass Adipöse vermehrt essen. Das trifft auch, global gesehen, zu, im Einzelfall jedoch häufig nicht. Jeder kennt Übergewichtige, die „normal" essen und dennoch ständig an Gewicht zunehmen. Ob Adipöse auch qualitativ anders essen, d. h. andere Speisen bevorzugen, ist nach wie vor Gegenstand wissenschaftlicher Untersuchungen. Die Schwierigkeit der Beurteilung der Nahrungsaufnahme liegt in der Methodik der Erhebung; sie ist problematischer als viele annehmen.

Methoden zur Erhebung der Nahrungsaufnahme

Wägung. Die Nahrungsquantität lässt sich zweifelsohne exakt durch Wiegen ermitteln. Aus der Differenz von vollem und leerem Teller sowie bekannter Speisen lassen sich in experimentellen Situationen genaue Angaben zur Nahrungsmenge machen. Bei bestimmten Fragestellungen kann auch ein Trickteller oder ein „food dispenser" zur Anwendung kommen. Aufgrund der künstlich geschaffenen Ernährungssituation sind diese Methoden nur bei bestimmten Fragestellungen anwendbar.

Ernährungsanamnese („diet history"). Es handelt sich um ein strukturiertes Interview, bei dem retrospektiv Daten zur Ernährung gewonnen werden. Art und Menge von Lebensmitteln, Ernährungsgewohnheiten sowie Lebensumstände werden erfragt. Die Methode ist vielfach weiterentwickelt und modifiziert worden – auch für den deutschen Sprachraum. In der Praxis der Ernährungsberatung werden standardisierte Fragebögen als Hilfsmittel verwendet. Eine quantitative Auswertung kann wie beim Protokoll mithilfe von Nährwerttabellen oder einer Computersoftware erfolgen. Eine Ernährungsanamnese kann durch einen sog. „24 h recall" ergänzt werden. Dabei wird die Nahrungsaufnahme vom vergangenen Tag in allen Einzelheiten erfragt.

Der Vorteil der Ernährungsanamnese gegenüber dem Protokoll besteht vor allem darin, dass an den Patienten nur geringe Anforderungen gestellt werden. Das ist von erheblicher Bedeutung, da die Adipositas vorwiegend eine Erkrankung der unteren Sozialschicht mit geringer Bildung ist. Ein weiterer Vorteil ist darin zu sehen, dass durch die retrospektive Erfassung die Nahrungsaufnahme nicht beeinflusst wird.

Ernährungsprotokoll. Eine Protokollierung der aufgenommenen Nahrungsmittel durch den Patienten umgeht die Unzulänglichkeiten des Untersuchers. In Deutschland hat sich insbesondere Pudel (1991) um diese Methode bemüht und Protokolle zur Ermittlung erstellt. Die quantitative Erfassung erfolgt in standardisierten Haushaltsmaßen. Erhoben werden üblicherweise 7 Tage. Für klinische Zwecke können jedoch auch nur 3 oder 4 Tage in Betracht gezogen werden. Besser als Daten der Ernährungsanamnese können die eines Protokolls mithilfe von Nährwerttabellen oder spezieller Computersoftware ausgewertet werden. Inzwischen gibt es eine ganze Reihe von brauchbaren Programmen (z. B. PRODI). Erfasst werden quantitativ Makronährstoffe (Kohlenhydrate, Fett, Eiweiß, Alkohol) und Mikronährstoffe (Mineralien, Vitamine, Spurenelemente). Die Nahrungsaufnahme wird mit den Empfehlungen der Deutschen Gesellschaft für Ernährung (DGE) verglichen.

Ein wesentlicher Nachteil des Ernährungsprotokolls besteht darin, dass die Aufzeichnung die Nahrungsaufnahme im Sinne einer Reduktion beeinflusst; Protokollieren schärft das Ernährungsdenken und -verhalten. Diesen Effekt kann man sich therapeutisch zunutze machen. Zu jedem Gewichtsreduktionsprogramm gehört daher das Führen eines Ernährungsprotokolls.

„Food frequeny"-Tabellen. Der Patient kreuzt auf einer Liste an, welche Nahrungsmittel bzw. Speisen er häufig zu sich nimmt. Auf diese Weise erhält man gute Hinweise für die qualitative Nahrungsaufnahme.

Die Instrumente zur Ernährungserhebung können hier aus Platzgründen nicht angegeben werden. Ausführliches Material befindet sich in meinem Buch („Adipositas", Springer, 2000).

Adipöse geben mengenmäßig oft zu wenig Nahrungsmittel an („underreporting").

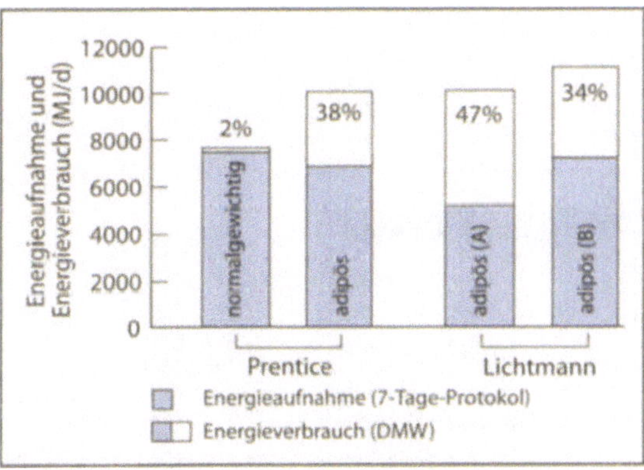

Abb. 5.3. Energieaufnahme (7-Tage-Protokoll) und Energieverbrauch (doppelt markiertes Wasser) bei Normalgewichtigen und Adipösen. Die Prozentzahlen in den Säulen geben die Differenz von Angaben zur Energieaufnahme und zur Messung des Energieverbrauches wieder. (Nach Prentice 1986 und Lichtman et al. 1992) ohne „Diätresistenz". A = Adipöse mit „Diätresistenz"; B = Adipöse

Genauigkeit von Interviews und Protokollen. Die mangelnde Genauigkeit der genannten Methoden wurde erst evident, als man eine verlässliche Methode zur Bestimmung des Energieverbrauches unter Alltagsbedingungen zur Verfügung hatte. Im Zustand der Gewichtskonstanz halten sich nämlich Energieverbrauch und Energieaufnahme die Waage. Spektakulär war die Feststellung (Prentice 1986), dass Adipöse ihre Energieaufnahme um 38% zu gering angeben (Abb. 5.3). Auch die Erhebung der Ernährungsdaten durch verschiedene Personen schwankt zwischen 4 und 45% und die Kodierung der Nahrungsmittel für die Belange einer Computersoftware zwischen 20 und 50%. Aus diesen Ergebnissen muss der Schluss gezogen werden, dass eine klinisch brauchbare quantitative Erfassung der Nahrungsaufnahme bei Adipösen nicht möglich ist. Ernährungsanamnese und Ernährungsprotokoll sind vorwiegend Instrumente zur qualitativen Abschätzung der Energieaufnahme. Werden sie durch Fragebögen zum Essverhalten oder diesbezügliche Interviewfragen ergänzt, kann man sich ein etwaiges – leider kein genaues – Bild vom Essen und Essverhalten des Betroffenen verschaffen.

Was bestimmt die Nahrungsaufnahme?
Essen und Essverhalten sind komplex gesteuerte Verhaltensweisen. Zum Tragen kommen dabei psychische, soziale, endokrine, metabolische und neuronale Faktoren. Sie bestimmen letztlich, was und wie viel gesessen wird (Abb. 5.4).

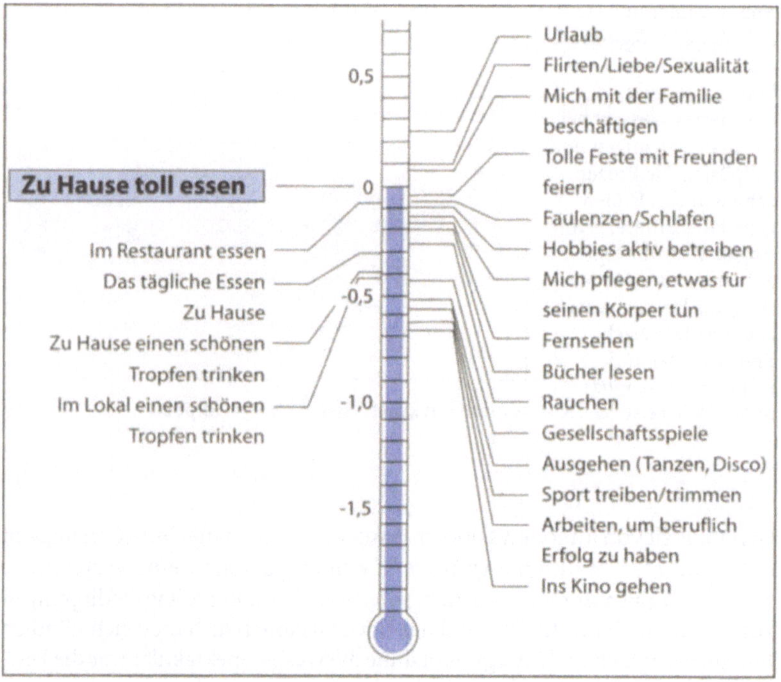

Abb. 5.4. Bewertung von Essen und Ernährung in einer deutschen Erhebung (Pudel 1991)

Energiedichte. Darunter versteht man den Quotienten aus Energiegehalt und Gewicht der Nahrung. Nahrungsmittel, reich an Fett und arm an Ballaststoffen, haben z. B. eine hohe Energiedichte. Adipöse verzehren bevorzugt Speisen mit einer hohen Energiedichte. Würden sie Nahrungsmittel mit einer geringen Energiedichte bevorzugen, würden sie ca. 20% ihres Gewichtes verlieren.

Adipöse konsumieren bevorzugt Nahrungsmittel mit einer hohen Energiedichte.

Nahrungsbestandteile. Die Schmackhaftigkeit steht bezüglich der Nahrungsaufnahme oben an. Die Schmackhaftigkeit wird durch den Geschmack und das Aroma vermittelt. Natürlich spielt auch die Darreichungsform der Speisen (dekorierter Tisch vs. Bahnhofstheke) eine große Rolle sowie die Variabilität.

Fett. Fett in der Nahrung fördert die Gewichtszunahme, Adipöse essen durchschnittlich mehr Fett als Normalgewichtige. Nahrungsfett ist nicht nur wegen seines hohen Energiegehaltes ein Promotor der Gewichtszunahme, sondern auch wegen seines geringen Sättigungseffektes. Der geringe Sättigungseffekt kommt wahrscheinlich dadurch zustande, dass eine fettreiche Kost mit hoher Energiedichte in kleinen Essvolumina resultiert. Kleine Essportionen dehnen jedoch den Magen wenig. Hinzu kommt, dass fettreiche Mahlzeiten oft wenig gekaut werden müssen; die Esszeit ist verkürzt. Essen Probanden z. B. zum Frühstück viel Fett (z. B. Wurst oder Käse), wird bei nachfolgenden Mahlzeiten die beim Frühstück aufgenommene hohe Energiemenge nur teilweise kompensiert. Wer so frühstückt, isst später nur unwesentlich weniger; es kommt zu einer sog. passiven Überkompensation. Viele Aromastoffe sind fettlöslich und verleihen fetthaltigen Speisen daher den besonderen Geschmack.

> **!** Eine fettreiche Kost führt aus 3 Gründen zur Gewichtszunahme: hoher Energiegehalt, Schmackhaftigkeit, geringe Sättigung.

Kohlenhydrate. Im Tierversuch kann eine Adipositas sowohl durch eine fett- als auch durch eine kohlenhydratreiche (KH) Kost induziert werden. Beim Menschen ist das etwas anders. Große Studien in den letzten Jahren haben gezeigt, dass adipöse Personen im Durchschnitt weniger Kohlenhydrate und weniger Zucker essen. Auch bei Experimenten wurde festgestellt, dass nach einer KH-reichen Mahlzeit weniger Energie bei Folgemahlzeiten aufgenommen wird. Kohlenhydratreiche Nahrungsmittel werden daher zu unrecht als „Dickmacher“ vermutet. Nur wer sehr viel KH isst (>400 g/Tag), muss mit verstärkter Fetteinlagerung rechnen. Es gilt daher auch das Umgekehrte: Ein ad libitum Konsum an Kohlenhydraten kann Adipösen nicht empfohlen werden. Soeben ist eine Untersuchung an Kindern hinsichtlich des Konsum von Softdrinks durchgeführt worden. Jeder Softdrink erhöht langfristig den BMI um 0,26 (Ludwig et al. 2001).

Unsere Speisen bestehen hinsichtlich des Energiegehaltes weder aus reinem Fett noch aus reinen Kohlenhydraten oder Eiweißen; sie sind ein Gemisch von Makronährstoffen. Gerade die Mischung aus Fett und Kohlenhydraten hat nicht nur eine hohe Energiedichte, sondern schmeckt auch gut. Das Paradebeispiel ist die Schokolade. „Dick“ macht vorwiegend das Fett in der Schokolade; das ist auch der Hauptbestandteil. Solche Nahrungsmittel sollten daher nicht verharmlosend Süßigkeiten, sondern – aus gesundheitlicher Sicht – „Fettigkeiten“ genannt werden.

Essen wir zu viel, zu fettreich?

Wie viel und was eine Bevölkerung an Nahrung zu sich nimmt, ist schwer zu eruieren. Oben wurde erwähnt, dass die Methoden zur individuellen Erfassung der Energieaufnahme ziemlich ungenau sind. Hinsichtlich der Energieaufnahme auf Bevölkerungsebene geht man anders vor. In diesem Fall erfasst man den Umsatz bzw. Verkauf von Lebensmitteln. Wenngleich es auch hier Unwägbarkeiten ist, so ist der systematische Fehler bei jeder Erhebung ähnlich.

Die besten Daten stammen hierzu aus Großbritannien. Der Lebensmittelverbrauch stieg von 1950–1970 um ca. 15%. Danach fiel er bis 1990 um ca. 25%; zu Beginn der 90er-Jahre lag er um ca. 10% niedriger als nach dem 2. Weltkrieg. In der gleichen Erhebung wurde auch der Fett- und Kohlenhydratkonsum untersucht (Abb. 5.5). Bis Mitte der 80er-Jahre hat der Fettkonsum zu- und der Kohlenhydratkonsum abgenommen (Ministery of Agriculture, Fisheries und Foods 1992). Seit dieser Zeit isst man in Europa offensichtlich wieder mehr Getreideprodukte, Kartoffeln und Reis und weniger fetthaltige Speisen – und dennoch werden die Menschen immer dicker.

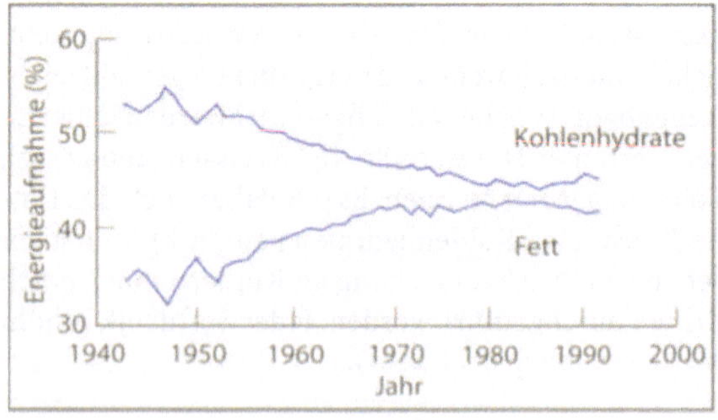

Abb. 5.5. Relativer Nahrungsverzehr an Kohlenhydraten und Fett in den letzten 40 Jahren in Großbritannien nach einer Erhebung des Ministeriums für Landwirtschaft, Fischerei und Ernährung (1992)

5.2.3 Psychosoziale Aspekte der Energieaufnahme

Die Auswahl von Nahrungsmitteln und Speisen und deren mengenmäßiger Verzehr unterliegt nicht nur physikochemischen Regulationsmechanismen, sondern – und vielleicht noch mehr – Faktoren, die mit der jeweiligen Kultur und der Persönlichkeit des Betroffenen zusammenhängen.

Soziokulturelle Faktoren

Betrachtet man das Körpergewicht transkulturell, wird die Bedeutung der Kultur und der Lebensumstände für die Adipositas evident: Japaner wiegen z. B. weniger als US-Japaner. Auf Samoa ist Dicksein ein Schönheitsideal; 76% der dortigen Bevölkerung erreichen dieses „Ziel" (s. Abb. 4.3). In Industriegesellschaften hängt das Körpergewicht eng mit der sozialen Schicht zusammen. Der Stellenwert von Nahrungsmitteln und Essen hat sich nicht zuletzt in den letzten Jahrzehnten deutlich gewandelt.

Jedes Land hat eine eigene *Esskultur.* Es liegen Welten zwischen einem Mittagsmahl in nord- und osteuropäischen Ländern und dem in Mittelmeerländern. Was und wie viel gegessen wird, hängt nicht nur von der Verfügbarkeit von Nahrungsmitteln, sondern vom Zweck und Ziel des Essens ab. Deutlich geändert hat sich bei uns die *Funktion der Nahrungsaufnahme.* Während Essen früher vorwiegend den Zweck verfolgte, die Körperarbeit und damit das Überleben zu sichern, sind heutzutage ganz andere Aspekte in den Vordergrund getreten: Geschmack, Zeitaufwand, Kosten, Prestige usw. Umfragen zeigen, dass die Bundesbürger ihr Essen vorwiegend nach dem Geschmack und weniger nach Inhaltsstoffen beurteilen. Nach welchen Kriterien Menschen Essen und Ernährung beurteilen, kann man der Abbildung 5.4 entnehmen. Mit zunehmender Verstädterung und abnehmender Kenntnis von landwirtschaftlichen Produkten fehlt der direkte Bezug zum Lebensmittel. Wer lila Kühe für real hält, wird über den Fettgehalt ihrer Milch wohl kaum nachgedacht haben. Hinzu kommt die Änderung der *Tischgemeinschaft.* Ein regelrechtes Frühstück nimmt nur noch jeder 4. Schüler in Deutschland zu sich. Ein gemeinsames Essen in der Familie ist inzwischen eher die Ausnahme als die Regel.

Auch die Einstellung Adipösen gegenüber unterliegt kulturellen und zeitlichen Einflüssen. Bereits Kinder haben *Vorurteile* und *diskriminieren.* Mit Dicksein assoziieren sie Unsauberkeit, Faulheit, Dummheit und Nachlässigkeit – nur negative Eigenschaften. In der Schule werden adipöse Jugendliche von Lehrern benachteiligt, sie haben schlechtere Zeugnisse und erhalten später eine minderwertigere Ausbildung. Aufgrund dessen verdienen sie später im Berufsleben weniger, auch die Partnerwahl gestaltet sich schwieriger. Ärzte unterstellen Adipösen häufig emotionale Probleme und glauben, Essen sei für sie eine Art Ersatzbefriedigung. Sie werden mit Adjektiven wie willensschwach, wenig intelligent und inaktiv belegt (Maddox u. Leidermann 1969). Aus dieser Einstellung mag das mangelnde Interesse nicht weniger Ärzte an der Adipositas resultieren.

Adipöse werden häufig diskriminiert und sozial benachteiligt.

Besonders Frauen der gehobenen Mittel- und Oberschicht sehen sich wegen des vorherrschenden Schönheitsideals einem großen sozialen Druck ausgesetzt. Die dadurch veränderte *Einstellung zum Körper* determiniert ebenfalls das Gewicht. Bei einer Befragung von Jugendlichen stellte man fest, dass sich 43% der normalgewichtigen (!) Mädchen für übergewichtig hielten und bereits versucht hatten, Gewicht abzunehmen. Hieraus können Essstörungen mit Fortsetzung bis ins Erwachsenenalter resultieren.

Äußerungen wie „Ärger schlägt auf den Magen" und „die Liebe geht durch den Magen" versinnbildlichen den Einfluss von *Stress* in negativer wie in positiver Hinsicht auf das Essverhalten. Konflikte, Arbeit, Prüfungen und Lärm, aber auch Einsamkeit, Langeweile und Trauer wirken auf das Essverhalten.

Persönlichkeitsstörungen und Essstörungen

Haben Adipöse spezifische *Persönlichkeitsmerkmale*? Experten finden bei Adipösen – im Unterschied zu Laien – keine spezifischen Persönlichkeitszüge. Sie sind in ihrer Persönlichkeitsstruktur grundsätzlich von Normalgewichtigen nicht zu unterscheiden, sie sind demnach nicht mehr oder weniger persönlichkeitsgestört oder neurotisch als andere Menschen auch. Die bei Adipösen gehäuft vorkommenden Persönlichkeitszüge wie Depressivität und sozialer Rückzug sind nicht Ursache, sondern Folge der Adipositas; sie verschwinden in der Regel bei Gewichtsabnahme. Die Psychologie hat in den letzten 10 Jahren eine regelrechte Kehrtwendung diesbezüglich in der Beurteilung von Adipösen durchgemacht.

Viele Adipöse weisen Züge von *abnormem Essen* auf. Es handelt sich um auffällige Esscharakteristika. Dazu gehören Naschen („nibbling"), Heißhunger („craving") und Erbrechen (Abb. 5.6).

Ein *gezügeltes Essverhalten („restrained eating")* ist auffällig, wird bisher jedoch nicht als Krankheit eingestuft. Viele Adipöse halten ihr Gewicht,

Abnormes Essen und Essverhalten

- Naschen (nibbling)
- Heißhunger (craving)
- Erbrechen
- Stehlen und Horten von Nahrung

Klinische Syndrome

- Binge eating disorder (Essanfälle)
  - Verschlingen großer Essmengen in kurzer Zeit
  - Essen bis zum Unwohlsein
  - Essen ohne Hunger
  - Essen ohne Plan
  - Essen ohne Gemeinschaft
  - Kontrollverlust beim Essen
  - Gefühl der Selbstverachtung Schuld beim Essen
  - Kummer wegen der Essanfälle
  - mindestens 2 Essanfälle pro Woche über 6 Monate
- Bulimie

Abb. 5.6. Symptome des abnormen Essens und klinische Syndrome (Krankheiten).

indem sie sich beim Essen ständig kontrollieren. Feststellen lässt sich dieses Verhalten, indem man durch einen Trick die kognitive Kontrolle beseitigt. Gezügeltes Essen wird durch Störbarkeit modifiziert; Adipöse haben eine erhöhte Störbarkeit (Westenhöfer 1991).

Das Essverhalten kann ferner einer *rigiden oder flexiblen Kontrolle* unterliegen. Rigid verhalten sich „Kalorienzähler" und solche, die sich vornehmen, „nie wieder im Leben Schokolade zu essen". Personen mit einer flexiblen Kontrolle hingegen gehen weniger rigoros mit ihren Essgewohnheiten um und modifizieren ihre Nahrungsaufnahme. Kleine „Diätfehler" gleichen sie problemlos an Folgetagen wieder aus.

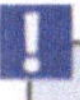

Eine flexible Kontrolle des Essverhaltens ist wünschenswert.

Essanfälle („binge eating disorder"). Die Patienten essen gewöhnlich allein, meist wahllos und über die Sättigung hinaus, bis sich ein Unwohlsein durch Erschöpfung der Magenkapazität einstellt (s. Abb. 5.6). Begleitet wird die Essattacke von Scham, Angst, Selbstverachtung und Schuldgefühlen; die Patienten sind sich dieser Vorgänge bewusst. Begleitet werden solche Anfälle häufig von Erbrechen. In der Allgemeinbevölkerung leiden ca. 1% an Essanfällen, in Adipositassprechstunden wird die Quote mit 10–50% angegeben.

5.3 Energieverbrauch

Die alarmierende Zunahme des Körpergewichtes in Industrieländern ist nicht durch eine gestiegene Energieaufnahme, sondern durch einen verminderten Energieverbrauch zu erklären (s. Kapitel 5.2.2). Verantwortlich dafür ist die unzureichende körperliche Aktivität im Beruf und im Alltagsleben. Neben diesem Phänomen gibt es noch andere Aspekte, die zur Gewichtszunahme führen; sie werden im Folgenden erwähnt.

Der Energieverbrauch des Menschen besteht aus 3 Komponenten (Abb. 5.7): Ruheenergieumsatz (Grundumsatz), Thermogenese (Wärmebildung) und körperlicher Aktivität. Der *Ruheenergieumsatz* ist der Energieverbrauch in völliger körperlicher Ruhe nach nächtlichem Fasten. Er deckt den Energiebedarf für die Erhaltung von Grundfunktionen des Menschen (z. B. Herzarbeit, biochemische Reaktionen usw.). Der Anteil des Ruheenergieumsatzes am

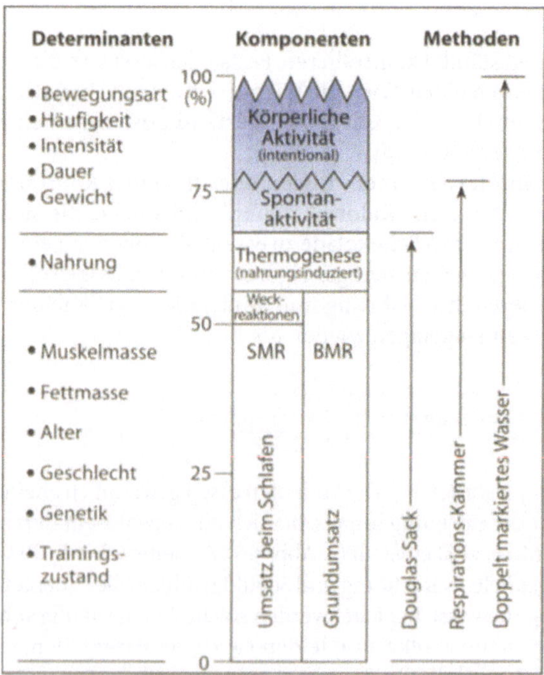

Abb. 5.7. Komponenten des Energieverbrauches sowie deren Determinanten und Methoden zur Erfassung. (Mod. nach Ravussin u. Swinburn 1993)

Gesamtenergieverbrauch beträgt 55–70%. Unter *Thermogenese* versteht man den Energieverbrauch durch wärmebildende Stimuli wie Verdauung („thermic effect of food"), Muskelarbeit, psychische Stimuli, Hormone und Medikamente. Der Anteil am Energieverbrauch beträgt ca. 10%. Während Ruheenergieumsatz und Thermogenese nur wenig beeinflussbar sind, trifft das für die *körperliche Aktivität* nicht zu. Man unterscheidet eine spontane und eine intentionale Aktivität (s. Abb. 5.7). Dieser Anteil am Gesamtenergieverbrauch ist stark variabel und kann 15 bis >30% betragen.

5.3.1 Wie misst man den Energieverbrauch?

Indirekte Kalorimetrie. Es wird der Gasaustausch, die Sauerstoff-(O_2-)Aufnahme und die Kohlendioxid-(CO_2-)Abgabe, gemessen; daraus lässt sich indirekt der Energieverbrauch ermitteln. Aus dem Verhältnis der beiden Größen, dem respiratorischen Quotienten (RQ), lassen sich Rückschlüsse auf die Oxidation von Nahrungssubstraten ziehen. Werden z. B. ausschließlich Kohlenhydrate verbrannt, ist die O_2-Aufnahme gleich der CO_2-Abgabe (RQ=1). In körperlicher Ruhe liegt der RQ bei etwa 0,83.

Das Gas wurde früher mit einem Douglas-Sack gesammelt. Er findet auch heute noch ambulant Verwendung. Im Labor kommt meistens eine Haube („ventilated hood") zur Anwendung. Produktion und Verbrauch von Gasen lassen sich damit exakt messen. Für metabolische Studien, bei denen oft exakte Ergebnisse erhoben werden müssen, wird heutzutage der Proband in einer Respirationskammer („whole body chamber") untersucht. In diesem Raum kann nicht nur der Gasaustausch ermittelt werden, sondern auch die Wärmeabgabe und die spontane Bewegung.

Doppelt markiertes Wasser. Der Proband nimmt in einem Getränk $^2H^{18}O$ zu sich. Die Verschwindungsrate von Deuterium (^2H) ist ein Maß für den Umsatz von Wasser, die von ^{18}O für Wasser und Kohlendioxid. Aus der Differenz beider Messgrößen kann die Produktion von Kohlendioxid errechnet werden. Da es sich um ein natürliches Isotop handelt, sind auch Untersuchungen an Kindern und Schwangeren möglich. Diese Methode hat die Vorstellungen über den Energieverbrauch revolutioniert, weil sie unter alltäglichen Bedingungen einsetzbar ist und Ergebnisse von Zeiträumen bis zu 20 Tagen liefert.

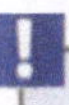

Mit doppelt markiertem Wasser lässt sich der Gesamtenergieverbrauch – auch ambulant – verlässlich messen.

5.3.2
Führt ein verminderter Energieverbrauch zur Gewichtszunahme?

Zu einer Gewichtszunahme kommt es immer dann, wenn die Energiebilanz positiv ist, d. h. wenn Energieaufnahme und Energieverbrauch sich nicht die Waage halten. Die Bilanz kann somit auch auf der „Ausgabenseite" gestört sein; betroffen davon können alle 3 Komponenten sein, der Ruheenergieumsatz, die Thermogenese und die körperliche Aktivität.

Erniedrigter Ruheenergieumsatz (Grundumsatz). Der Ruheenergieumsatz hängt eng mit der Muskelmasse zusammen. Personen mit wenig Muskulatur verbrauchen daher wenig Energie und laufen Gefahr, Gewicht zuzunehmen. Das trifft grundsätzlich für Frauen und ältere Menschen zu. Ihr Energieverbrauch liegt etwa 200–600 kcal unter dem von Männern bzw. Jüngeren. Die Muskelmasse eines Menschen nimmt bereits ab dem 30. Lebensjahr spürbar ab. Isst ein 60-Jähriger wie ein 20-Jähriger, wird er zweifelsohne Gewicht zunehmen. Ähnliches trifft für eine Reduktionskost zu. Dabei wird nicht nur Fett, sondern auch Muskelmasse abgebaut. Die Folge ist ein Absinken des Energieverbrauches (s. Abb. 8.3). Passt der Patient seine Energieaufnahme nicht dem ständig abnehmenden Energieverbrauch durch fortlaufende Reduktion der Nahrungsaufnahme an – welch ein Unterfangen! – wird sein Gewicht stehen bleiben. Der Ruheenergieumsatz unterliegt zudem einer genetischen Disposition. Untersucht man Familien und vergleicht den Ruheenergieumsatz der einzelnen Familienmitglieder, fällt auf, dass die Unterschiede innerhalb einer Familie viel geringer sind als zwischen Familien.

Dass ein niedriger Grundumsatz bereits mittelfristig Übergewicht und Adipositas verursachen kann, wurde eindrucksvoll in einer aufwändigen

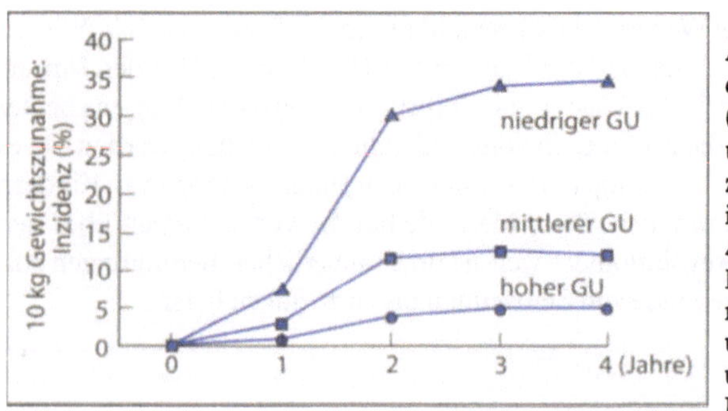

Abb. 5.8. Ruheenergieumsatz (Grundumsatz=GU) und Gewichtszunahme von 10 kg innerhalb von 4 Jahren bei 126 Personen mit niedrigem, mittlerem und hohem Grundumsatz. (Nach Ravussin et al. 1988)

Studie gezeigt. Der Ruheenergieumsatz wurde in einer Respirationskammer bei 126 Personen bestimmt (Ravussin et al. 1988). Dessen Höhe wurde in die Kategorien niedrig, mittel und hoch eingeteilt (Abb. 5.8). Diejenigen mit einem niedrigen Ruheenergieumsatz nahmen innerhalb von 4 Jahren 8-mal häufiger mehr Gewicht (+10 kg) zu als solche mit einem hohen.

Reduzierte Thermogenese (Wärmebildung). Ähnlich wie der Ruheenergieumsatz wird auch die Thermogenese durch komplizierte hormonelle und metabolische Prozesse gesteuert. Adipositasforscher haben daher schon lange vermutet, dass die Wärmebildung insbesondere nach Nahrungsaufnahme und während Muskelarbeit bei Adipösen vermindert ist. Wenngleich hierzu mehrere Dutzend Untersuchungen vorliegen, ist das Ergebnis nicht eindeutig. Versucht man ein Resümee zu ziehen, kommt man zu dem Schluss, dass Adipöse im Durchschnitt eine reduzierte Thermogenese aufweisen; dieser Defekt lässt sich durch Gewichtsabnahme nicht beseitigen.

Verminderte körperliche Aktivität. Für jeden ist unmittelbar einleuchtend, dass wenig Bewegung (intentionale Aktivität, s. Abb. 5.7) langfristig das Körpergewicht erhöht. Eine große Untersuchung an 1.239 Personen in 15 europäischen Ländern zeigte überzeugend, dass körperliche Inaktivität (Sitzen) und Bewegung eng mit der Entwicklung einer Adipositas zusam-

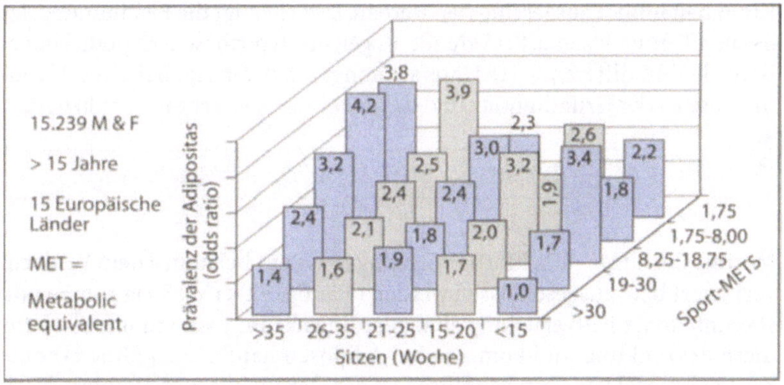

Abb. 5.9. Häufigkeit der Adipositas bei einer Erhebung an 15.239 Personen in 15 europäischen Ländern. Sowohl körperliche Inaktivität (Sitzen) als auch Bewegung hängen eng mit der Entwicklung einer Adipositas zusammen. Die Aktivität wurde in METs angegeben; 1 h Sport mit mittlerer Intensität entspricht etwa 4 METs. (Nach Martinez-Gonzales et al. 1999)

menhängen (Martinez-Gonzalés et al. 1999; Abb. 5.9). Möglicherweise sind Adipöse auch spontan weniger körperlich aktiv als Normalgewichtige. Ob es sich hierbei vorwiegend um ein genetisches oder verhaltenstradiertes Phänomen handelt, ist umstritten.

5.4 Sekundäre Adipositas

Bei jedem Patienten mit Adipositas muss man sich die Frage stellen, ob die Adipositas nicht sekundär, d. h. durch eine andere Krankheit, Medikamente oder sonstige Umstände verursacht ist. Aufgrund der körperlichen Untersuchung (Kapitel 3) lassen sich genetische Syndrome (Kapitel 5.1) weitgehend ausschließen. Bei Verdacht auf bestimmte Krankheiten sind jedoch auch technische Untersuchungen notwendig.

5.4.1 Krankheiten mit Adipositas

Eine Zusammenstellung findet sich in Tabelle 3.2.

Hypothyreose. Eine Hypothyreose besteht bei Adipositas in ca. 5% der Fälle. Wegen der einfachen Diagnostik und des guten Therapieerfolges sollte diese Krankheit immer ausgeschlossen werden. Dazu genügt die Bestimmung des basalen TSH im Plasma. Bei Veränderungen im Hypophysen-Hypothalamus-Bereich sind differenzierte Untersuchungen notwendig. Bei einer Hypothyreose ist der Grundumsatz und damit der Energieverbrauch reduziert.

Die Bestimmung des basalen TSH ist bei Adipösen obligatorisch.

Morbus Cushing. Ein Morbus Cushing muss nur bei klinischem Verdacht verifiziert bzw. ausgeschlossen werden (Häufigkeit <1%). Stria rubrae und stammbetonte Fettverteilung sind allerdings kaum pathognomonisch für diese Erkrankung und kommen bei Adipösen häufig auch ohne erhöhte Kortisolspiegel vor. Durchzuführen ist der Dexamethasonhemmtest. Nach einer morgendlichen Blutentnahme zur Messung des Kortisols werden dem Patienten abends 2 mg Dexamethason oral verabreicht. Die supprimierte Kortisolkonzentration muss am folgenden Morgen <4 µg/l liegen. Kortisol fördert über eine Reihe von Mechanismen die Fettneubildung.

Polyzystisches Ovar-Syndrom (PCOS). Dieses Syndrom, früher Stein-Leventhal-Syndrom genannt, geht mit Adipositas (50%), Hirsutismus (70%), Amenorrhö (50%), Infertilität (70%) und großen, sklerosierten, zystischen Ovarien einher. Die zystischen Ovarien werden sonographisch diagnostiziert. Hormonell ist das Syndrom charakterisiert durch:
- Hyperandrogenismus (erhöhtes Testosteron),
- erhöhte Plasmakonzentration von luteinisierendem Hormon (LH),
- erniedrigtes „sex hormone binding globulin" (SHBG),
- Hyperinsulinämie mit Insulinresistenz.

Beim PCOS besteht eine Insulinresistenz, klinisch liegt häufig ein komplettes metabolisches Syndrom vor (Kapitel 7.1). Durch deutliche und anhaltende Gewichtsreduktion zeigen mehr als die Hälfte der Frauen wieder ovulatorische Zyklen, viele werden schwanger; zudem bessert sich die Insulinresistenz.

Hypothalamischer Symptomenkomplex. Diese Krankheit wurde früher auch als „Dystrophia adiposogenitalis" oder „Morbus Fröhlich" bezeichnet. Es liegt eine Störung im Hypothalamus, dem Zentrum für Hunger und Sättigung, mit unterschiedlicher Ursache zugrunde. Tumore, entzündliche Prozesse, leukämische Infiltrate, Traumen und Aneurysmen können Schäden an verschiedenen Stellen mit unterschiedlicher Symptomatik setzen. Gestört sein können eine Reihe von Funktionen, die von der Hypothalamus-Hypophysen-Achse gesteuert werden. Tritt die Schädigung schon in der Kindheit auf, ist die Pubertät verzögert oder bleibt aus, das Genitale bleibt infantil.

5.4.2 Pharmaka mit adipogener Wirkung

Eine Zusammenstellung findet sich in Tabelle 3.1.

Antidepressiva. Vorwiegend trizyklische und heterozyklische Antidepressiva führen durch Stimulation von Hunger und Appetit zur Gewichtszunahme. Nicht selten nehmen Patienten 1 kg im Monat zu. Pharmaka mit zusätzlicher anticholinerger Wirkung bewirken eine Mundtrockenheit und induzieren so eine vermehrte Flüssigkeitsaufnahme, was in der Regel auch eine erhöhte Energieaufnahme bedeutet.

Eine Ausnahme stellt hier Fluoxetin dar. Fluoxetin hemmt die neuronale Wiederaufnahme von Serotonin, nicht jedoch von Noradrenalin und Dopamin, und induziert keine Zunahme, sondern eine leichte Abnahme des Gewichts durch Appetithemmung. Wenn möglich, sollte man depressive Adipöse mit dieser Substanz therapieren.

Neuroleptika. Durch die Blockierung von Dopaminrezeptoren und Beeinflussung weiterer Rezeptoren kann es zur Gewichtszunahme von 3–4 kg innerhalb eines Vierteljahres kommen. Ist der zu behandelnde Patient adipös, sollte man an den Einsatz eines Neuroleptikums mit geringer adipogener Wirkung denken (z. B. Haloperidol).

Insulin. Seit langem ist bekannt, dass Insulin das Körpergewicht erhöht; es wird häufig als anaboles Pharmakon in Kombination mit Glukose bei kachektischen Patienten gegeben. In der UKPS-Studie haben die Insulinbehandelten innerhalb von 10 Jahren 6,5 kg zugenommen.

Glitazone. Die sog. Insulinsensitizer mit Wirkung an Zellrezeptoren stimulieren die Umwandlung von Präadipozyten zu reifen Adipozyten; die Körperfettmasse nimmt zu. Das Ausmaß der Gewichtszunahme unter diesen neuen oralen Antidiabetika ist bisher unzureichend untersucht.

Kortisol. Exogen oder endogen erhöhte Kortisolkonzentrationen erhöhen das Körpergewicht, typischerweise in Form einer abdominalen Adipositas mit rundlichem Gesicht, Striae rubrae, Muskelschwäche und Osteoporose. Kortisol stimuliert vorwiegend die Fettneubildung, indem es direkt über verschiedene Mechanismen die Triglyzeridsynthese stimuliert und indirekt vermehrt Glukose zur Fettneubildung bereitstellt.

Östrogene/Kontrazeptiva. Nach bisherigen Studien erhöhen Östrogene im Rahmen einer Hormonersatztherapie das Körpergewicht nicht. Östrogene in Kontrazeptiva hingegen begünstigen durch eine Hemmung der Fettoxidation die Körperfettvermehrung.

β-Blocker. β-Blocker führen über verschiedene Stoffwechselwege zu einer leichten Gewichtszunahme. Sie senken den Sympathikotonus und damit den Energieverbrauch und hemmen die Lipolyse sowie die Fettoxidation. Da β-Blocker zudem die Insulinwirkung verschlechtern, sind insbesondere bei Adipösen mit metabolischem Syndrom andere Antihypertensiva zu bevorzugen (z. B. Moxonidin, ACE-Hemmer, AT-1-Blocker, Kalziumantagonisten vom Nicht-Dihydropyridin-Typ), sofern kein Herzinfarkt bisher eingetreten ist.

5.5 Fazit

FAZIT

- Die Vererbung spielt zu ca. 60% eine Rolle bei der Entstehung einer Adipositas.
- Insbesondere der Energieverbrauch ist genetisch geprägt mit Beteiligung aller 3 Komponenten: Ruheenergieumsatz, Thermogenese und Muskelarbeit.
- Das Hunger- und Sättigungszentrum ist vorwiegend im Hypothalamus lokalisiert.
- An der Regulation von Hunger und Sättigung sind verschiedene neurochemische Substanzen beteiligt.
- Wie viel Adipöse unter Alltagsbedingungen essen, lässt sich kaum feststellen; üblicherweise geben sie zu wenig an.
- Der Sättigungseffekt von Speisen hängt vom Gehalt der Makronährstoffe ab und ist wie folgt: Eiweiß >Kohlenhydrate >Fett.
- Eine fettreiche Kost führt über 3 Mechanismen zur Adipositas: hoher Energiegehalt – Schmackhaftigkeit – geringe Sättigung.
- Essen hat nicht nur eine biologische, sondern auch eine psychosoziale Funktion. Es wird daher auch von Persönlichkeitsstrukturen, sozialen Gegebenheiten und kulturellen Einflüssen beeinflusst.
- Adipöse weisen manchmal – nicht häufig – nachteilige Persönlichkeitsmerkmale auf. Diese sind in der Regel nicht Ursache, sondern Folge der Adipositas.
- Essanfälle („binge eating disorder") kommt häufig vor.
- Viele Adipöse kontrollieren („zügeln") ihr Essen. Dies ist nicht krankhaft und prognostisch eher günstig einzustufen.
- Ein niedriger Ruheenergieumsatz führt langfristig zur Gewichtszunahme. Es handelt sich um ein genetisches Phänomen.

- Unser Lebensstil mit Bewegungsmangel und geringer beruflicher Muskelarbeit erklärt vor allem die zunehmende Adipositashäufigkeit in den letzten Jahrzehnten.
- Adipöse bewegen sich oft weniger als Normalgewichtige.
- Die Adipositas kann durch andere Krankheiten verursacht sein.
- Auch Medikamente können zur Gewichtszunahme führen: Antidepressiva, Kortison, Insulin, Antikonzeptiva u. a.

6 Exkurs: Fettgewebe

Vielfach herrscht noch die Ansicht vor, das Fettgewebe stelle eine inerte Masse dar und sei an der Regulation des Stoffwechsels und am Zustandekommen von Krankheiten nicht beteiligt. Das ist völlig überholt! Richtig ist, dass der Energieverbrauch des Fettgewebes gering ist, was aber nicht bedeutet, dass das Fettgewebe an der Regulation von Substraten und Hormonen unwesentlich beteiligt ist. Schließlich ist das Fettgewebe das zweitgrößte Körperorgan, bei Adipösen ab einem BMI von 35 kg/m^2 sogar das größte.

Fett befindet sich im Körper vorwiegend subkutan (ca. 70%) und intraabdominal (ca. 15%), der Rest verteilt sich auf viele Organe. Normalgewich-

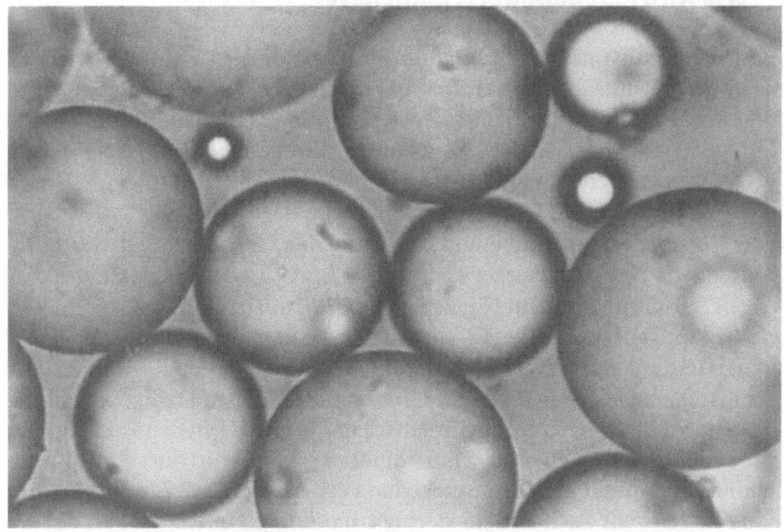

Abb. 6.1. Mikroskopisches Bild von durch Kollagenase freigesetzten Fettzellen (Adipozyten). (Von H. Hauner zur Verfügung gestellt)

tige Männer haben einen Fettanteil von 10–20% und Frauen von 15–25%. Bei einem BMI von 30 kg/m² liegt der Fettanteil bei 25–30% und ab einem BMI von 40 kg/m² bei >35%.

Fettzellen (Adipozyten) haben eine Größe von 20–200 μm und weisen eine Siegelringform auf (Abb. 6.1). Das Zytoplasma wird von einer großen Lipidvakuole ausgefüllt, der Zellkern und die Zellorganellen befinden sich randständig.

Die Adipositas kann man nach der Morphologie der Fettzellen (Fettzellularität) einteilen. Von einer *hypertrophen Adipositas* spricht man, wenn die Fettzellen vergrößert (>130 μm) sind, ihre Anzahl jedoch nicht vermehrt ist. Diese Adipositasform beginnt häufig im Erwachsenenalter und ist oft mit einer abdominalen Fettverteilung vergesellschaftet. Sie spricht auf therapeutische Maßnahmen relativ gut an. Die *hyperplastische (hyperzelluläre) Adipositas* weist eine vermehrte Anzahl von Fettzellen ($>6\times10^{10}$) auf. Eine Fettzellvermehrung ist meist nur bei einem BMI >32 kg/m² präsent. Sie beginnt meist schon in der Kindheit und lässt sich therapeutisch schwer beeinflussen.

6.1 Wie wird Fett gebildet (Lipogenese)

Im Depotfett befinden sich Triglyzeride. Diese bestehen aus überwiegend langkettigen, mit Glyzerin veresterten Fettsäuren. Glyzerin gelangt über den Blutstrom in die Fettzelle. Fettsäuren werden ebenfalls mit dem Blut in Lipoproteinen oder als freie Fettsäuren zum Fettgewebe transportiert. Fettsäuren entstehen bei der Fettverdauung oder werden in der Leber de novo synthetisiert; die Fettsynthese im Fettgewebe spielt eine untergeordnete Rolle. Diese Ausführungen verdeutlichen, dass bezüglich der Lipogenese zwischen dem Fettgewebe und der Leber bzw. dem Intestinum eine enge Verflechtung besteht (Einzelheiten s. Wirth 2000).

Die Lipogenese unterliegt – ebenso wie die Lipolyse (Fettabbau) – einer feinen und mehrfachen enzymatischen und hormonellen Regulation. Das Schlüsselenzym ist die *Lipoproteinlipase (LPL)*. Dieses Enzym spaltet triglyzeridreiche Lipoproteine hydrolytisch und schleust Fettsäuren in die Fettzelle ein. Die LPL-Aktivität ist bei Adipösen erhöht, wird durch Insulin stimuliert und durch Reduktionskost und körperliches Training vermindert. Eine Rolle spielt auch das *„acylating stimulating protein (ASP)"*, das die Veresterung von Fettsäuren im Adipozyten und so die Depotfettbildung stimuliert (s. Kapitel 6.4).

6.2
Der Fettabbau (Lipolyse) – eine komplexe Kaskade

Forschungsergebnisse in den letzten Jahrzehnten zeigten, dass die Lipolyse vorwiegend genetisch und hormonell reguliert wird (Tabelle 6.1). Es wurde eine Reihe von pharmakologischen Substanzen ausgemacht, die rezeptorvermittelt die Lipolyse entweder stimulieren (α_1-, α_2- und α_3-Rezeptoren) oder hemmen (α_2-Rezeptoren). Insulin, der wichtigste Antagonist der Lipolyse, wirkt nach Bindung an den Insulinrezeptor über die Phosphodiesterase. Aus diesen Prozessen resultieren Veränderungen der zyklischen Adenylzyklase. Letztlich werden Lipasen freigesetzt, die Triglyzeride in Fettsäuren und Glyzerin spalten. Die wichtigsten Stimulatoren der Lipolyse sind Katecholamine, der bedeutendste Hemmer ist Insulin.

Bei der Adipositas wurde bisher – mit Ausnahme einer erhöhten basalen Lipolyserate – keine Fehlregulation nachgewiesen. Im Fettgewebe gibt es regionale Unterschiede. Im intraabdominalen (viszeralen) Fett ist die katecholaminstimulierte Lipolyse ausgeprägter als in anderen Körperregionen. Auch im subkutanen Fett sprechen Fettzellen abdominal besser auf Katecholamine an als femoral. Die insulininduzierte Hemmung der Lipolyse ist hingegen abdominal geringer als femoral. Diese In-vitro-Befunde sprechen dafür, dass bei bestimmten Interventionen einer Gewichtsreduktion mit Reduktionskost und/oder Bewegungstherapie Fett abdominal (viszeral und subkutan) schneller abgebaut wird als peripher, was auch mit In-vivo-Methoden festgestellt wurde.

Tabelle 6.1. Stimulatoren (Agonisten) und Hemmer (Antagonisten) des Fettabbaus (Lipolyse)

	Hormone	Substrate	Pharmaka
Stimulatoren der Lipolyse	Noradrenalin Adrenalin TSH Thyroxin Wachstumshormon Glukokortikoide Parathormon Cholezystokinin	Prostaglandin (PGL_2)	Heparin β-adrenerge Pharmaka Koffein
Inhibitoren der Lipolyse	Insulin IGF-1	Adenosin FFS	Acipimox/Nikotinsäure β-Blocker

Unter Reduktionskost wird der Abbau von Depotfett beschleunigt. Dies ist kein Effekt einer erhöhten Stimulation, sondern Folge einer verminderten Hemmung der Lipolyse. Verantwortlich hierfür sind in erster Linie niedrige Insulinspiegel. Körperliche Aktivität steigert den Fettabbau vorwiegend über einen anderen Mechanismus, über eine Stimulation der Lipolyse. Während einer körperlichen Belastung sind optimale hormonelle Voraussetzungen für den Fettabbau gegeben: hohe Katecholamin- und niedrige Insulinspiegel.

6.3 Fettzellen: Neubildung lebenslang?

Menschen mit vermehrter Fettmasse haben entweder mehr oder größere Fettzellen – oder beides. Liegt eine Fettzellvermehrung vor (hyperplastische

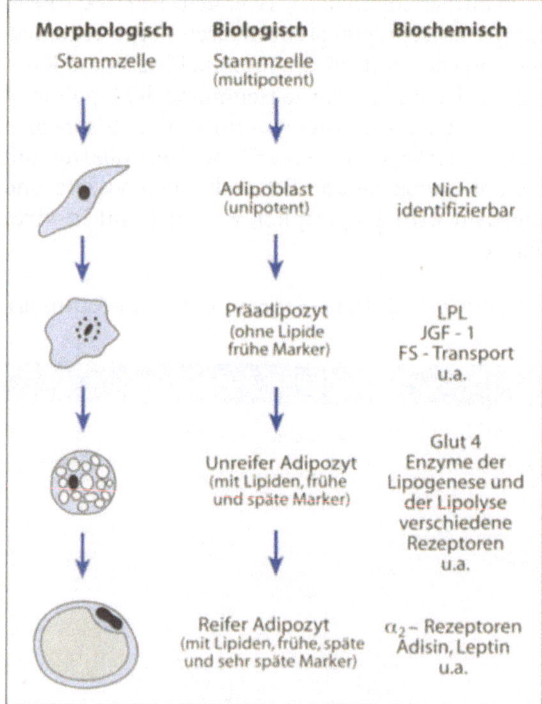

Abb. 6.2. Stadien der Fettzellentwicklung morphologisch, biologisch und biochemisch (Marker). (Mod. nach Ailhaud et al. 1992)

Adipositas), ist die Behandlung besonders schwierig, da einmal vorhandene Fettzellen nie wieder verschwinden; sie können nur kleiner - oder auch größer - werden.

Wie entwickeln sich Fettzellen, können sie auch noch nach der Geburt entstehen? Man kennt heute die Vorstufen von Adipozyten und deren Differenzierung (Abb. 6.2). Adipozyten entstammen einer multipotenten Stammzelle. Aus einem lang gestreckten Adipoblasten entwickelt sich ein mehr rundlicher Präadipozyt, der bereits einige Substanzen synthetisiert und in die Umgebung abgibt. Beim unreifen Adipozyten sind schon Lipidvakuolen im Zytoplasma sichtbar; biochemische Funktionen sind weiter differenziert. Im terminalen Reifungsprozess (Adipozyt) werden alle Prozesse der Lipogenese, Lipolyse und Hormonbildung komplettiert.

Neugeborene haben bereits eine große Anzahl von Fettzellen. In den ersten Lebensjahren und besonders in der Pubertät erfolgt eine erhebliche Neubildung. Die Neubildung geht im jugendlichen Alter zurück, bleibt aber bis in das höhere Alter erhalten (Wabitsch 1995).

6.4 Die Fettzelle - ein hormonbildendes Organ?

Das Fettgewebe wird gewöhnlich als ein Organ dargestellt, das lediglich Stoffe aus dem Blutstrom aufnimmt und verarbeitet bzw. Substrate im Hungerzustand abgibt. Das Fettgewebe ist zudem - wie oben erwähnt - am Intermediärstoffwechsel beteiligt. Darüber hinaus regelt es seine eigene Größe und wirkt - vermittelt durch das Blut - auf vielfältige Organe und Organsysteme. Die Abbildung 6.3 veranschaulicht im Überblick, was in Fettzellen gebildet wird: Substrate, Enzyme, Zytokine und Hormone.

Fettsäuren und Glyzerin. Aus der lipolytischen Spaltung von Triglyzeriden (Kapitel 6.2) entstehen Fettsäuren und Glyzerin. Beide Substanzen werden in das Blut abgeben; Fettsäuren werden an Eiweiß gebunden transportiert. Fettsäuren können oxidiert (z. B. Muskel) oder zur Bildung von Lipiden (Leber) verwendet werden.

Laktat. Bei der Verwertung von Glukose in der Fettzelle entsteht zu etwa 50% Laktat (Milchsäure). Laktat wird von der Fettzelle abgegeben; der Anteil des Fettgewebes an der Gesamtlaktatproduktion des Körpers beträgt ca. 10%. Laktat kann in der Leber wieder zu Glukose synthetisiert werden (Cori-Zyklus).

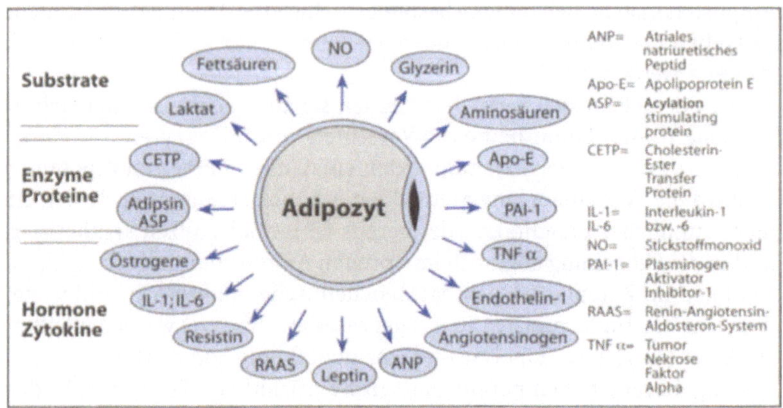

Abb. 6.3. Der Adipozyt (Fettzelle) als Organ, das Substrate, Enzyme, Zytokine und Hormone produziert. Durch Feedbacksignale wird so die Fettzellgröße reguliert; durch endokrine Faktoren werden aber auch andere Organe beeinflusst.

Cholesterin-Ester Transfer Protein (CETP). CETP stimuliert den Transfer von Cholesterin-Estern von HDL in VLDL. CETP-Serumkonzentrationen sind mit der Körperfettmasse positiv korreliert. Es wird vermutet, dass die exzessive Produktion dieses Proteins zur niedrigen HDL-Cholesterinkonzentration bei Adipösen beiträgt.

Adipsin/Acylation stimulating protein (ASP). Es handelt sich um Proteine, die bei der Fettbildung eine Rolle spielen. ASP stimuliert die Triglyzeridsynthese in der Fettzelle stärker als Insulin und trägt damit erheblich zur Regulation der Adipozytengröße bei.

Östrogene. Inzwischen ist allgemein bekannt, dass das Fettgewebe (Stromazellen) bei Frauen in der Menopause die Hauptquelle für die Produktion von Östrogenen ist. Dies hat vermutlich nicht nur positive gesundheitliche Auswirkungen (z. B. Osteoporoseprophylaxe), sondern auch negative (gehäuftes Vorkommen von Mamma- und Endometriumkarzinomen, s. Kapitel 7.12).

Leptin. Leptin wird im Fettgewebe gebildet und bindet an spezifische Rezeptoren in verschiedenen Geweben. Die Produktion wird von einer Vielzahl von Faktoren reguliert (Abb. 6.4). Im Gehirn vermittelt es eine Reihe

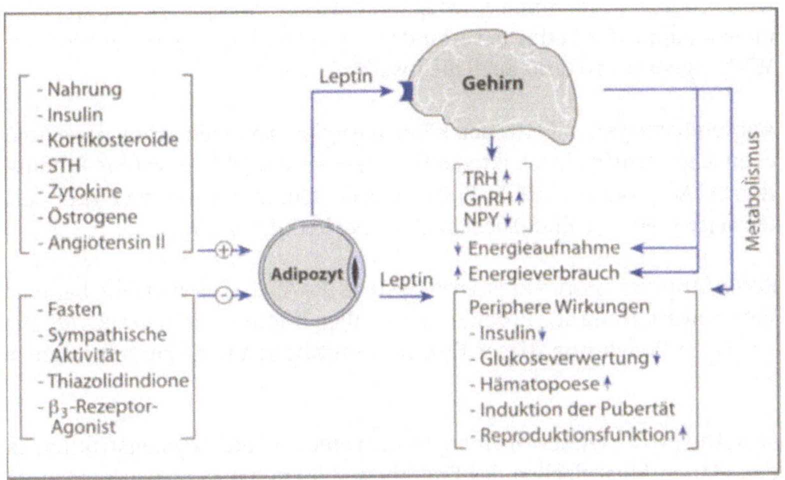

Abb. 6.4. Regulation und Wirkungen von Leptin zentral (Hypothalamus) und peripher

von Wirkungen, wovon die Suppression des Hungers eine der wichtigsten ist (Kapitel 5.1), Leptin ist ein Vermittler zwischen Fettzellen in der Peripherie und zentralen Strukturen. Leptin stimuliert auch den Energieverbrauch. Daneben hat es Wirkungen auf Insulin und Glukose, die Hämatopoese, die Induktion der Pubertät und der Reproduktion. Adipöse haben im Vergleich zu Normalgewichtigen oft mehrfach erhöhte Plasmakonzentrationen. Die Leptinwirkung ist bei Adipösen jedoch in der Regel abgeschwächt, sie haben eine Leptinresistenz. Die Bedeutung dieses Hormons beim Menschen ist noch weitgehend unklar.

Resistin. Resistin („resistance to insulin") erhöht Blutzucker und Insulin, Anti-Resistin-Immunglobulin und Glitazone senken ihn. Durch eine fettreiche Kost und durch Glitazone werden die Plasmaspiegel gesenkt. Welche Rolle Resistin beim Menschen spielt, ist unklar.

Tumornekrose-Faktor-Alpha (TNF-α). TNF-α kann nicht nur eine Kachexie verursachen, sondern regelt auch die Größe von Fettzellen. TNF-α vermindert die Fettneubildung durch Hemmung der Lipoproteinlipase und stimuliert die Fettspaltung. Je größer die Fettzelle wird, desto mehr TNF-α wird produziert. Im Sinne einer Autoregulation wird so eine weitere Volumenzunahme der Fettzelle verhindert. Daneben hat TNF-α noch weitere Wirkungen; es verstärkt auch die Insulinresistenz.

Angiotensinogen. Fettzellen können Angiotensinogen produzieren und es zu Angiotensin II, der aktiven Form, konvertieren. Die erhöhte Produktion bei Adipösen erklärt die Entstehung der häufig assoziierten Hypertonie teilweise sowie die Blutdruckabnahme bei Reduktionskost.

Renin/Angiotension/Aldosteron-System (RAAS). Die Fettzelle hat eine Enzymausstattung zur Produktion von allen Komponenten des RAAS. Die klinische Bedeutung dieser Enzymproduktionen wird zurzeit intensiv beforscht.

Endothelin-1. Dieses Hormon bewirkt eine potente Vasokonstriktion an den glatten Muskelzellen des Endothels. Zudem hat es Auswirkungen im Sinne einer Atherogenese auf Thrombozyten, die Proliferation von glatten Muskelzellen und andere Strukturen des Endothels. Ob und in welchem Umfang die adipozytäre Endothelinproduktion an der Genese einer adipositasassoziierten Hypertonie beteiligt ist, ist unklar.

6.5 Braunes Fettgewebe

Wenn man vom Fettgewebe redet, meint man üblicherweise das weiße Fettgewebe. Beim Neugeborenen und Kind ist braunes Fettgewebe nennenswert vorhanden, beim Erwachsenen – im Unterschied zu Nagetieren – nur rudimentär. „Braun“ wird es bezeichnet, da es im Unterschied zum weißen Fettgewebe mehr Blutgefäße und sympathische Nervenfasern aufweist.

Die Funktion des braunen Fettgewebes besteht in der Wärmebildung (Thermogenese). Es besitzt ein einzigartiges Eiweiß, das „uncoupling protein“ (UCP-1), das bei Stimulation durch das sympathische Nervensystem die Wärmeproduktion von der Substratoxidation abkoppelt. Die Stimulation durch Katecholamine, vermittelt durch Beta-3-Rezeptoren, führt daher zu einer Wärmeproduktion. Inzwischen sind weitere Varianten (UCP-2, UCP-3) auch in anderen Geweben gefunden worden. Zurzeit sind eine Reihe von Beta-3-Rezeptor-Agonisten in Erprobung, die über den Mechanismus der Wärmeproduktion das Gewicht reduzieren.

6.6 Fazit

FAZIT

- Fettzellen (Adipozyten) werden nicht nur pränatal und in der Kindheit gebildet.
- Die Reifung von Fettzellen unterliegt hormonellen und anderen Einflüssen
- Fettzellen spielen im Intermediärstoffwechsel eine bedeutende Rolle – bei Adipösen ist das Depotfett das größte Körperorgan.
- Fettzellen bilden eine Reihe von Hormonen, einige wirken auch auf andere Organe.
- Der Fettabbau (Lipolyse) wird hormonell reguliert und spricht auf verschiedene Stimuli empfindlich an.
- Eine Reduktionskost und körperliche Aktivität vermindern die Fettbildung und beschleunigen den Fettabbau.
- Das braune Fettgewebe dient der Wärmebildung (Thermogenese).

7 Häufige Folgekrankheiten

Die Adipositas hat vorwiegend wegen häufig bestehender Begleit- und Folgekrankheiten gesundheitspolitische Bedeutung (s. Tabelle 4.1). Eine Reihe von assoziierten Krankheiten aufgrund einer Insulinresistenz sind gleichzeitig kardiovaskuläre Risikofaktoren: Diabetes mellitus Typ 2, Hypertonie, Fettstoffwechselstörungen und Störungen der Hämostase. Es wundert daher nicht, dass bei Adipösen arteriosklerotische Erkrankungen wie Herzinfarkt und Schlaganfall gehäuft vorkommen und die Sterblichkeit erhöht ist. Die Sterblichkeit ist aber auch durch ein erhöhtes Unfall- und Operationsrisiko sowie durch eine Reihe von malignen Erkrankungen bedingt. Schließlich gibt es noch einige Begleitkrankheiten, die keinen oder nur einen geringen Einfluss auf die Mortalität haben: Arthrosen, Veneninsuffizienz, Hautkrankheiten, Fertilitätsstörungen u. a. Die Adipositas gilt in Industrieländern als wichtigster ursächlicher Faktor für Gesundheitsstörungen – mit zunehmender Tendenz.

7.1 Metabolisches Syndrom

Die Adipositas, insbesondere die abdominale Fettverteilungsform, ist eng mit dem metabolischen Syndrom verknüpft. Beim metabolischen Syndrom, auch Syndrom X oder „deadly quartet" genannt, kommen die in Abbildung 7.1 erwähnten Krankheiten häufig gemeinsam vor.

Was verursacht das metabolische Syndrom? Wie kann man es diagnostizieren?

7.1.1 Insulinresistenz – ein häufiges und folgenträchtiges Phänomen

Pathophysiologisch liegt dem metabolischen Syndrom im Regelfall eine Insulinresistenz, d. h. eine mangelnde Wirkung hinsichtlich der Glukose-

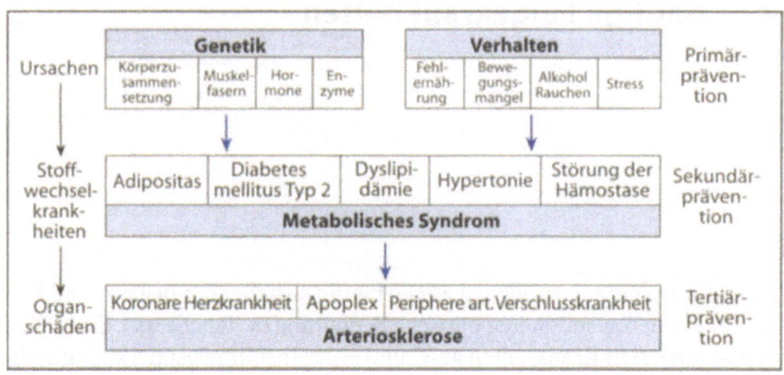

Abb. 7.1. Metabolisches Syndrom: Ursachen, Komorbiditäten und Folgen.

verwertung zugrunde. So ist sie definiert und so wird sie diagnostiziert, wenngleich die Insulinresistenz auch noch andere Stoffwechselwirkungen tangiert.

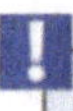

Dem metabolischen Syndrom liegt in der Regel eine Insulinresistenz zugrunde.

Organe der Insulinresistenz. Die unzureichende Glukoseverwertung betrifft in erster Linie den Skelettmuskel, da enteral aufgenommene Glukose zu ca. 70% vom Skelettmuskel aufgenommen wird (Abb. 7.2). Gestört ist die Glykogenbildung; das Enzym Glykogensynthetase ist vermindert aktiv. Fast ebenso bedeutsam ist die gesteigerte hepatische Glukosebildung (Glukoneogenese), die physiologischerweise durch Insulin gehemmt wird. Die Beteiligung der Leber an der Störung der Glukosehämostase ist klinisch daran zu erkennen, dass auch im nüchternen Zustand die Glukosespiegel zu hoch sind. Beides, die verminderte Glukoseverwertung und die gesteigerte Glukoseproduktion bedingen die Hyperglykämie. Die Hyperglykämie wird zunächst durch eine Stimulation der Betazellen des Pankreas kompensiert; es resultiert eine Hyperinsulinämie. Hohe Insulinspiegel sind daher ein sensitiver Indikator für eine Insulinresistenz. Im Laufe von Jahren tritt eine Schädigung der Betazellen durch verschiedene und kaum bekannte Faktoren ein. Es resultiert eine Störung der Insulinsekretion, die eine Norm- oder gar Hypoinsulinämie zur Folge hat. Bei intravenöser Glukosebelastung fällt auf, dass schon zu Beginn eines metabolischen Syndroms

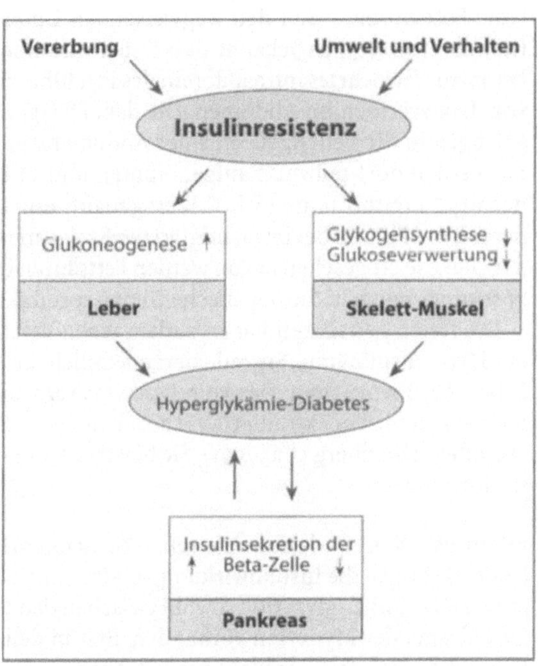

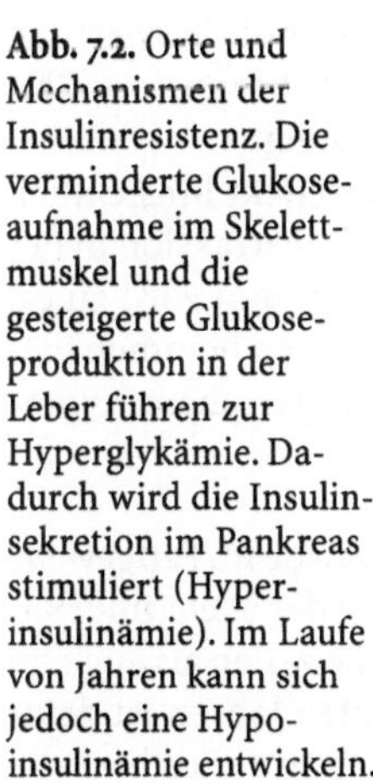

Abb. 7.2. Orte und Mechanismen der Insulinresistenz. Die verminderte Glukoseaufnahme im Skelettmuskel und die gesteigerte Glukoseproduktion in der Leber führen zur Hyperglykämie. Dadurch wird die Insulinsekretion im Pankreas stimuliert (Hyperinsulinämie). Im Laufe von Jahren kann sich jedoch eine Hypoinsulinämie entwickeln.

die frühe Sekretionsphase beeinträchtigt sein kann. Mit abfallenden Insulinspiegeln wird meist der Diabetes auch klinisch manifest; die Insulinresistenz kann durch erhöhte Plasmaspiegel nicht mehr kompensiert werden.

Zellulärer Ort der Insulinresistenz. Vielen ist bekannt, dass eine Insulinresistenz mit Hyperinsulinämie zu einer verminderten Anzahl von Rezeptoren führt. Dadurch wird die Insulinwirkung jedoch nur gering beeinträchtigt, da auch eine deutlich verminderte Rezeptoranzahl ausreichend zelluläre Effekte vermitteln kann. Wichtiger hingegen scheinen die intrazellulären Vorgänge nach der Bindung von Insulin an den Rezeptor zu sein. Bei Insulinresistenten ist der „Startmechanismus" für eine Reihe von intrazellulären Effektorsystemen beeinträchtigt, die sog. Thyrosinkinaseaktivität. Der Transport von Glukose von der Zellmembran ins Zellinnere ist ebenfalls gestört. Bewerkstelligt wird er durch sog. Glukosetransporter, wobei dem GLUT-4 eine besondere Bedeutung zukommt. Auch die Bildung von Glykogen ist vermindert.

Freie Fettsäuren. Seit den wegweisenden Untersuchungen von Randle (Randle et al. 1963) ist bekannt, dass freie Fettsäuren die Glukoseverwertung hemmen. Vermehrtes intraabdominales Fett führt zu einem erhöhten Abbau von Triglyzeriden im Abdomen. Die dabei freigesetzten freien Fettsäuren gelangen in die Venengeflechte des Abdomens und letztlich in die Leber. Sie werden dort teilweise aufgenommen und in Lipide, in sog. „very low density"-Lipoproteine (VLDL), eingebaut. Ein Teil verbleibt im zirkulierenden Blut und beeinträchtigt in der Skelettmuskulatur die Verwertung der Glukose. Abgesehen davon werden Fettsäuren in der Leber auch zu Glukose umgewandelt; die hepatische Glukoseproduktion steigt.

Die freien Fettsäuren haben zudem einen Verstärkereffekt hinsichtlich der Hyperinsulinämie. Sie reduzieren nämlich die Insulinextraktion in der Leber. Zur Erinnerung: Das vom Pankreas sezernierte Insulin wird zu ca. 60% von der Leber extrahiert und abgebaut. Freie Fettsäuren hemmen diesen Effekt (Svedberg et al. 1991). Sie bewirken somit eine periphere Hyperinsulinämie.

Intramuskuläre Lipidakkumulation. Nicht nur Triglyzeride im Fettgewebe beeinträchtigen die Insulinwirkung, sondern auch die in der Skelettmuskulatur. Dort sind Triglyzeride sowohl zwischen den Muskelzellen als auch im Zytoplasma der Myozyten vorhanden. Erst in den letzten Jahren ist deutlich geworden, dass Lipidakkumulationen in der Skelettmuskulatur die Insulinsensitivität erheblich reduzieren. Vermindert man durch therapeutische Interventionen diese Lipiddepots, nimmt die Insulinwirkung zu. Die zugrunde liegenden Mechanismen dieser Interdependenz sind derzeitig Gegenstand der Forschung.

Weitere Faktoren der Insulinresistenz. 1. Produkte des Fettgewebes (Kapitel 6.4): TNF-α, Leptin, Resistin, „uncoupling protein". 2. Morphologische Besonderheiten: Muskelfaserzusammensetzung, Kapillardichte, muskulärer Blutfluss. 3. Körperzusammensetzung: Verhältnis von Fett- zur Magermasse, viszerale Fettmasse. 4. Humorale Faktoren: Insulin, Kortison, Wachstumshormon, Androgene, Östrogene. 5. Sonstige Größen: Alter, Geschlecht, Rasse.

7.1.2 Krankheiten des metabolischen Syndroms

Diese sind in Abbildung 7.1 im Überblick dargestellt.

Glukoseintoleranz. Die mangelnde Glukoseverwertung durch eine Glukosebelastung, oral oder intravenös, entspricht definitionsgemäß der Insulinresistenz. Die Glukosebelastung ist neben der Ermittlung des BMI und der Messung des Taillenumfangs daher auch die wichtigste diagnostische Maßnahme (s. oben).

Diabetes mellitus. Der Übergang von der Insulinresistenz zum manifesten Diabetes tritt dann ein, wenn die mangelnde Insulinwirkung durch eine Überproduktion an Insulin nicht mehr kompensiert werden kann. Bei Adipösen beträgt die Zeitspanne von Beginn einer Hyperinsulinämie bis zur Entstehung eines klinisch manifesten Diabetes meist 10–30 Jahre. Eine Insulinresistenz ohne Adipositas kommt vor, ist aber selten.

Fettstoffwechselstörungen. Durch die verstärkte Anflutung von freien Fettsäuren und deren Aufnahme in die Leber werden vermehrt Triglyzeride gebildet und in „very low density"-Lipoproteine eingebaut. Die Überflutung mit Triglyzeriden verändert auch die chemische Zusammensetzung der Lipoproteine im Sinne einer Triglyzeridanhäufung; die Folgen sind z. B. sog. „small dense low Lipoproteine". Das erniedrigte HDL-Cholesterin wird durch eine verminderte Aktivität der Lipoproteinlipase und eine erhöhte Aktivität des Cholesterin-Ester-Transfer Proteins erklärt.

Störungen der Hämostase. Weshalb die Fibrinogenspiegel bei Insulinresistenz erhöht sind, ist noch weitgehend unklar. Vom Plasminogen-Aktivator-Inhibitor Typ 1 ist bekannt, dass Insulin dessen Produktion hemmt. Je höher die Plasmainsulinkonzentrationen von Insulin, desto ausgeprägter ist eine Hyperkoagulation und eine Hypofibrinolyse (Yudkin 1999).

Hypertonie. Die Entstehung des Bluthochdrucks bei Insulinresistenz wird über die Hyperinsulinämie und die damit verbundene Steigerung der sympathischen Aktivität erklärt. Eine stimulierte sympathische Aktivität erhöht das Herzminutenvolumen und verengt den Gefäßquerschnitt. Insulin hemmt zudem die Natriumrückresorption in der Niere; dadurch kommt es zur Volumenexpansion und zum Blutdruckanstieg. Schließlich stimuliert Insulin die Proliferation von glatten Muskelzellen in der Gefäßwand, wodurch der Gefäßquerschnitt morphologisch eingeengt wird.

Kardiovaskuläres Risiko

Da alle Krankheiten des metabolischen Syndroms kardiovaskuläre Risikofaktoren sind, kann man vermuten, dass auch arteriosklerotische Folge-

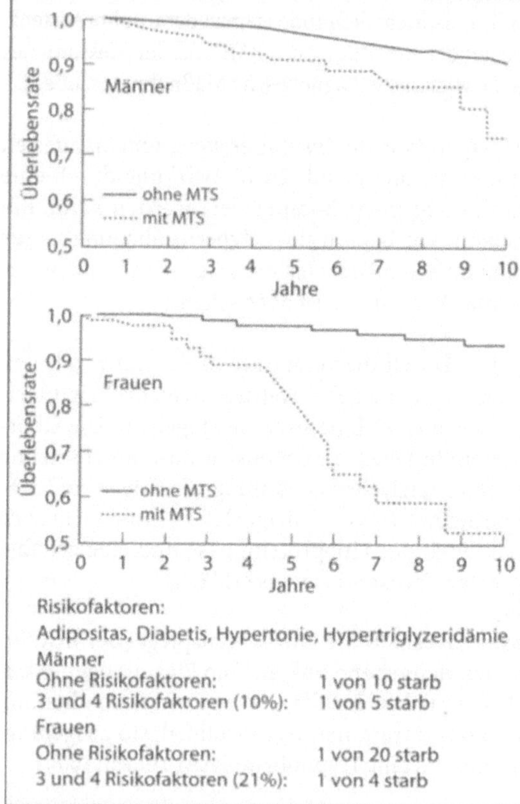

Abb. 7.3. Mortalität nach aortokoronarem Bypass bei 6.428 Frauen und Männern (Sprecher u. Pearce 2000). Bei dieser Hochrisikogruppe war die Sterblichkeit bei Patienten mit einem metabolischen Syndrom wesentlich größer als bei solchen ohne ein metabolisches Syndrom

krankheiten häufiger auftreten. Die erste große Untersuchung hierzu ist im Jahr 2000 erschienen (Abb. 7.3). Untersucht wurden 6.428 Hochrisikopatienten nach einer aortokoronaren Bypassoperation. Nach 8 Jahren zeigte sich, dass die Sterberate sowohl bei Männern als auch Frauen – bei Letzteren besonders – bei Präsenz eines metabolischen Syndroms um ein Mehrfaches erhöht war (Sprecher et al. 2000). Kurz darauf erschien die nächste Studie, bei der innerhalb von 7 Jahren 5-mal so viele Patienten mit einem metabolischen Syndrom starben, verglichen mit solchen ohne metabolisches Syndrom.

7.1.3 Diagnostik des metabolischen Syndroms

Die Diagnose „metabolisches Syndrom" zu stellen ist nicht ganz einfach und erfordert ein etwas anderes Vorgehen als bei anderen Diagnosen. Entscheidend dabei ist die pathophysiologische Kenntnis, dass bei bestimmten Krankheiten eine Insulinresistenz bestehen kann; hier muss die Suche beginnen. Wer z. B. bei der Hypertonie nicht nur an hämodynamische Ursachen und Folgen denkt und bei Fettstoffwechselstörungen nicht nur an die Hypercholesterinämie, wird oft schnell zur Diagnose „metabolisches Syndrom" kommen.

Den besten klinischen Hinweis für eine Insulinresistenz bietet die Glukosebelastung. Sie darf daher bei der Diagnostik nicht fehlen (Abb. 7.4). Beim manifesten Typ-2-Diabetes entfällt sie natürlich, da bei dieser Krankheit per definitionem eine Insulinresistenz besteht. Bei der Adipositas kommt es nicht nur auf einen hohen BMI-Wert an, sondern auch auf eine abdominale Fettverteilungsform. Schließlich sind weitere Parameter wie Hypertonie, Hypertriglyzeridämie, niedriges HDL-Cholesterin und Mikroalbuminurie zu beachten. Nach einer Empfehlung der WHO sollte die Diagnose nur gestellt werden, wenn eine Störung des Kohlenhydratstoffwechsels (s. Abb. 7.4, linke Hälfte) und zwei weitere Krankheiten (s. Abb. 7.4, rechte Hälfte) vorhanden sind; für ca. 20% unserer Bevölkerung trifft das zu.

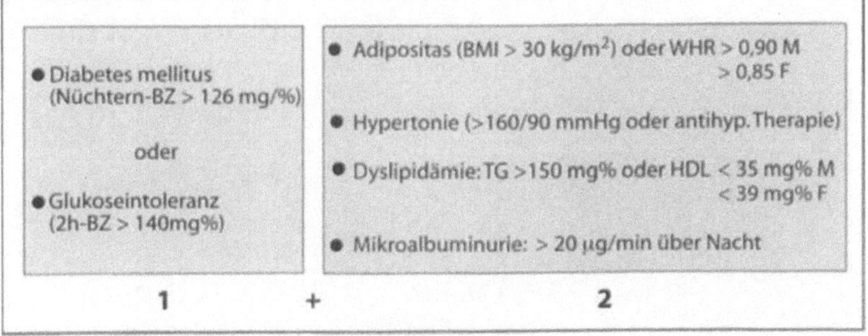

Abb. 7.4. Diagnosebausteine „Metabolisches Syndrom" nach WHO-Definition (nach Alberti u. Zimmet 1998). Gefordert werden eine Störungen im Kohlenhydratstoffwechsel sowie 2 weitere Krankheiten

7.2 Diabetes mellitus

Von allen mit der Adipositas assoziierten Krankheiten ist der Zusammenhang mit dem Diabetes am eklatantesten. Die Beziehung zwischen dem Körpergewicht und dem Typ-2-Diabetes sind hinsichtlich Neuerkrankungsrate, Genese und Therapie so eng, dass man feststellen kann: Das Schicksal eines Typ-2-Diabetikers hängt im Wesentlichen von seinem Gewicht ab. Die pathophysiologische Grundlage hierfür ist die oben besprochene Insulinresistenz.

Häufigkeit

Glukoseintoleranz. Bei etwa jedem vierten Adipösen besteht eine verminderte Glukosetoleranz, bei abdominal Adipösen ist es jeder dritte. Die Insulinsekretion setzt nach Glukosebelastung oft verzögert ein, weist später einen überschießenden Anstieg und Gipfel sowie einen verzögerten Abfall auf. Die Entwicklung eines manifesten Diabetes ist bei Glukoseintoleranten 6- bis 8-mal häufiger als bei Gesunden.

Manifester Diabetes mellitus. Etwa 80% aller Typ-2-Diabetiker sind adipös. Jeder 2. Mann und jede 3. Frau muss im Lauf des Lebens damit

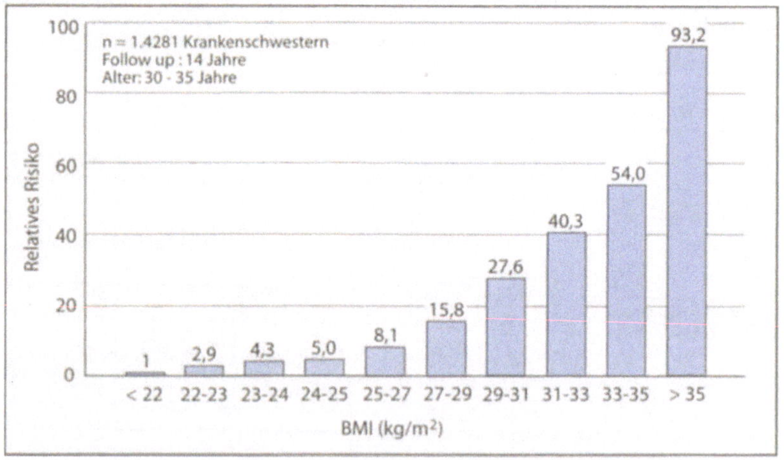

Abb. 7.5. Risiko für Neuerkrankung an einem Diabetes mellitus in der Nurses' Health Study in Abhängigkeit vom BMI innerhalb von 14 Jahren. (Nach Colditz et al. 1995)

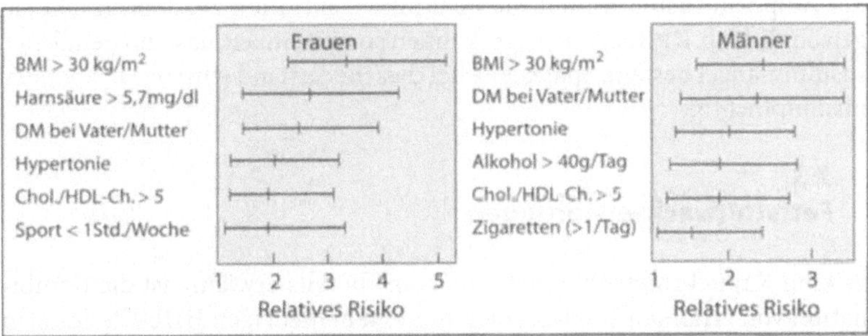

Abb. 7.6. Diabetes-Neuerkrankungsrate in Abhängigkeit verschiedener Variablen. Sowohl bei Männern als auch bei Frauen war die Adipositas der wichtigste Faktor. (Nach Meisinger et al. 2001)

rechnen, diabetisch zu werden, wenn eine Adipositas präsent ist. Ein Diabetes kommt bei Personen mit einem BMI >30 kg/m² ca. 10-mal häufiger als bei Normalgewichtigen vor (s. Abb. 4.4). Noch deutlicher zeigt sich der Zusammenhang zwischen Körpergewicht und Diabetes bei der Neuerkrankungsrate (Inzidenz). Bei 114.281 US-amerikanischen Krankenschwestern im Alter von 30–55 Jahren trat innerhalb von 14 Jahren bei mäßig Adipösen ein Diabetes etwa 30-mal häufiger auf als bei schlanken Personen. Bei Patienten mit einem BMI >35 kg/m² (>etwa 100 kg) war das relative Risiko für die Entwicklung eines Diabetes sogar ca. 100fach erhöht (Colditz et al. 1995; Abb. 7.5). Zudem fiel auf, dass selbst bei Personen mit einem BMI von 25 kg/m² das Risiko um ein Mehrfaches höher ist als bei Schlanken.

Bezüglich der Diabetes-Neuerkrankungsrate gibt es auch deutsche Daten. Im Rahmen des weltweit durchgeführten MONICA-Projekts wurden 3.052 Frauen und Männer im Alter von 35–74 Jahren erfasst und im Mittel 7,6 Jahre beobachtet. Bei beiden Geschlechtern war die Adipositas bedeutsamer als die familiäre Disposition, der Hypertonus, das Rauchen, die Lipide oder die körperliche Aktivität (Meisinger et al. 2001; Abb. 7.6).

Von der Insulinresistenz zum manifesten Diabetes

Im Zustand der Insulinresistenz mit Normoglykämie wird die mangelnde Insulinwirkung durch eine vermehrte Sekretion von Insulin kompensiert. Schreitet die Insulinresistenz voran – oder nimmt die Insulinsekretion ab – kann die Glukosehämostase nicht mehr aufrechterhalten werden, es entsteht eine auch nüchtern vorhandene Hyperglykämie. Diese Entwicklung hängt vor allem mit der Adipositasdauer zusammen. Bis etwa zum 20. Jahr der Adipositasdauer nimmt die Insulinkonzentration zu, danach fällt sie gewöhnlich ab. Die Insulinspiegel können so weit sinken, dass ein deutlicher Insulinmangel besteht. Spätestens bei diesem Zustand wird der Diabetiker insulinpflichtig.

7.3 Fettstoffwechselstörungen

Wie im Kapitel „metabolisches Syndrom" bereits erwähnt, ist die Kombination von erhöhten Triglyzeriden mit einem niedrigen HDL-Cholesterin typisch für die Adipositas (Abb. 7.7). Diese Konstellation hat ein deutlich erhöhtes atherogenes Risiko zur Folge, ähnlich wie ein hohes LDL-Cholesterin (Assmann u. Schulte 1993).

Hypertriglyzeridämie. Eine Hypertriglyzeridämie ist bei Adipösen 4-mal häufiger als bei Normalgewichtigen (s. Abb. 4.4). Bei Adipositas werden vermehrt Triglyzeride gebildet und vermindert abgebaut. Die Triglyzeride entstammen Chylomikronen im Darm (nach einer Mahlzeit) oder „very low density"-Lipoproteinen aus der Leber (im Nüchternzustand). Im Blutstrom werden Triglyzeride durch ein Enzym, die Lipoproteinlipase abgebaut; die Aktivität dieses Enzyms ist bei Adipösen vermindert.

Gesamt- und LDL-Cholesterin. Beide Parameter sind bei Adipösen im Durchschnitt um etwa 15% höher als bei Normalgewichtigen. Eine Erhöhung des LDL-Cholesterins ist daher nicht typisch für die Adipositas. Viele fragen sich daher – unberechtigterweise – ob Fettstoffwechselstörungen bei Adipösen überhaupt von Bedeutung sind.

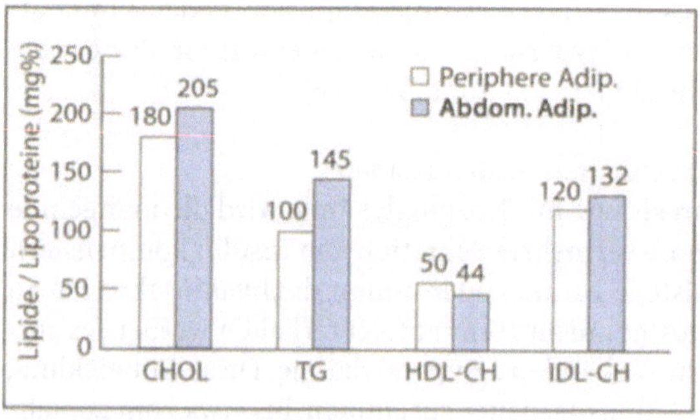

Abb. 7.7. Lipide und Lipoproteine bei Männern mit peripherer (hell) und abdominaler (blau) Fettverteilung. (Nach Baumgartner et al. 1987)

Small-dense LDL. Wichtiger als die Unterschiede hinsichtlich der Konzentration von cholesterinreichen Lipoproteinen ist deren Zusammensetzung. Vor allem bei Insulinresistenz sind die LDL-Partikel besonders triglyzeridreich, enthalten mehr Apo-B und sind kleiner. Das Arterioskleroserisiko ist, gemessen an der koronaren Herzkrankheit, 4fach erhöht (Lamarche et al. 2000).

HDL-Cholesterin. Das HDL-Cholesterin, vor allem die Subfraktion HDL_2-Cholesterin, korreliert negativ mit dem BMI und der intraabdominalen Fettmasse (Després 1991). Wer die WHR ermittelt, wird feststellen, dass abdominal Adipöse oft niedrigere HDL-Cholesterinkonzentrationen aufweisen als peripher Adipöse. Erklärt werden die niedrigen HDL-Cholesterinspiegel durch eine verminderte Aktivität der Lipoproteinlipase und erhöhte Aktivität des Cholesterin-Ester-Transfer-Proteins (Kapitel 6.4).

Apolipoproteine. Analog dem HDL-Cholesterin sind bei Adipositas Apo A-I und A-II erniedrigt und analog dem LDL-Cholesterin Apo B erhöht.

Freie Fettsäuren. Eine vermehrte Körperfettmasse geht aufgrund eines erhöhten Fettabbaus (Lipolyse) mit erhöhten freien Fettsäuren und freiem Glyzerin im Serum einher. Aufgrund dieses Zustandes kann teilweise die Hypertriglyzeridämie erklärt werden, da freie Fettsäuren konzentrationsabhängig von der Leber aufgenommen und in „very low density"-Lipoproteine eingebaut werden. Zum anderen hemmen freie Fettsäuren die Glukoseverwertung und tragen somit zur Insulinresistenz bei. Fettsäuren hemmen jedoch auch die Insulinsekretion und beeinträchtigen die Hämostase.

Enzyme des Fettstoffwechsels. Diese Enzyme wirken in vielfältiger Weise auf Lipoproteine (Wirth 2000). Die Aktivität der Lipoproteinlipase (LPL) und der Lecithin-Cholesteryl-Acyl-Transferase (LCAT) ist bei Adipositas im Mittel erniedrigt. Die Aktivität der hepatischen Triglyzeridlipase (HTGL) ist erhöht, ebenso die des Cholesterin-Ester-Transfer-Proteins (CETP).

Synopsis der Lipidveränderungen bei Adipositas:
- hohe Triglyzeride,
- niedriges HDL-Cholesterin,
- Vermehrung von small-dense-LDL,
- hohe Spiegel von freien Fettsäuren.

7.4 Störungen der Hämostase

Neben den klassischen Risikofaktoren und deren Bedeutung für die Atherogenese spielt die Hämostase hinsichtlich der Thrombogenese eine wichtige Rolle beim Zustandekommen von Gefäßverschlüssen. Störungen der Hämostase gelten heutzutage als gleichrangig neben Risikofaktoren wie Rauchen, Diabetes, Hypertonie usw.. Bei Adipösen kann sowohl die Gerinnung als auch die Fibrinolyse tangiert sein.

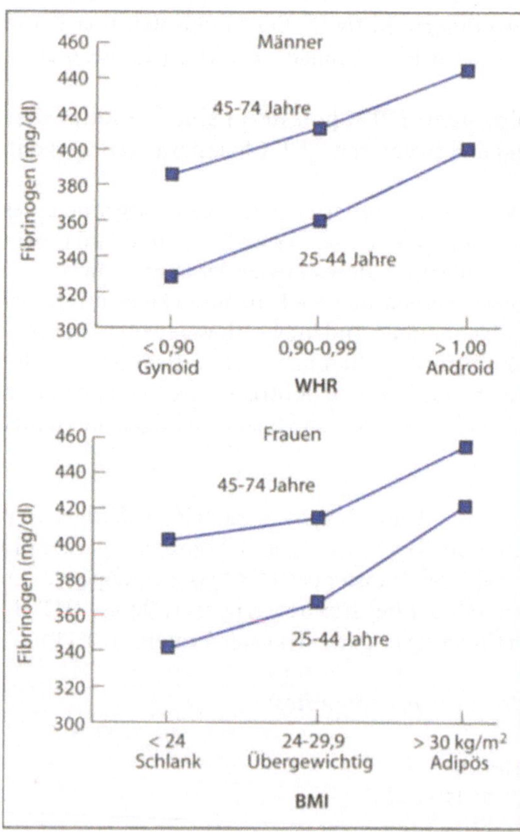

Abb. 7.8. Relation der Fibrinogenkonzentration zur „waist-to-hip ratio“ (=WHR; *oben*) und dem „body mass index“ (=BMI; *unten*). (Nach Krobot 1992)

Gerinnung. *Fibrinogen* ist ein unabhängiger kardiovaskulärer Risikofaktor. Klar ist inzwischen, dass die Adipositas neben Alter, Diabetes mellitus, Hypertonie, Rauchen und körperlicher Inaktivität das Fibrinogen und damit die Gerinnungsneigung erhöht. Im Monica-Projekt Augsburg waren die Fibrinogenspiegel sowohl mit dem BMI als auch mit der WHR positiv korreliert (Abb. 7.8).

Fibrinolyse. Bedeutender als das Fibrinogen in der Genese der Atherothrombose ist wahrscheinlich eine Störung der Fibrinolyse; die Schlüsselrolle spielt hier der *Plasminogen-Aktivator-Inhibitor Typ 1 (PAI-1)*. Ob erhöhte PAI-1-Konzentrationen bei Adipösen Folge einer Insulinresistenz oder anderer Mechanismen sind, ist Gegenstand der Forschung. Gefunden wurden Faktoren des metabolischen Syndroms wie Insulin, Triglyzeride, BMI, WHR u. a., die Einfluss auf die Fibrinolyse haben.

7.5 Hypertonie und Kardiomyopathie bei Adipositas

Ein Bluthochdruck ist die häufigste Begleitkrankheit der Adipositas (s. Abb. 4.4). Die Hypertonie kann zu einer Reihe von Organkomplikationen führen. Bei Adipositas ist deren Häufigkeit besonders hoch:
- linksventrikuläre Hypertrophie,
- linksventrikuläre Dilatation ,
- diastolische und systolische Funktionsstörung,
- endotheliale Dysfunktion,
- Rhythmusstörungen,
- Arteriosklerose.

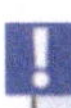

Jeder zweite Hypertoniker ist adipös, jeder zweite Adipöse ist hyperton.

7.5.1 Entstehung des Bluthochdrucks

Dabei spielen hämodynamische und metabolisch-endokrine Faktoren eine Rolle.

Hämodynamische Adaptation. Mit zunehmendem Körpergewicht steigt der Sauerstoffbedarf und damit das Erythrozyten- und Blutvolumen. Das hat einen Anstieg des Herzminutenvolumens vorwiegend durch eine Erhöhung des Schlagvolumens zur Folge. Der Blutdruck muss dadurch nicht zwangsläufig erhöht sein, weil gleichzeitig der periphere Widerstand erniedrigt sein kann. Viele Adipöse befinden sich in diesem Zustand; sie sind normoton. Nimmt der periphere Widerstand zu, entsteht ein Bluthochdruck.

Metabolische Mechanismen. Eine zentrale Rolle spielt wahrscheinlich der erhöhte Sympathikotonus. Folgende Mechanismen werden bei der Hypertonie diskutiert:
- Produktion von vasoaktiven Substanzen im Fettgewebe (Kapitel 6.4): Angiotensinogen, Angiotensin II, Endothelin-1, Renin, Aldosteron, Leptin;
- Hyperinsulinämie mit erhöhter Natriumretention und konsekutiver Volumenexpansion;
- Einengung des Gefäßlumens durch Proliferation der glatten Muskelzellen;
- Sympathikusaktivierung mit Steigerung des Herzminutenvolumens und Erhöhung der Vasokonstriktion.

Im Jahr 1987 wurde erstmals in einer Glukose-Clamp-Studie gezeigt (Ferrannini et al. 1987), dass normalgewichtige Hypertoniker häufig eine Insulinresistenz aufweisen. Kurze Zeit später gelang der Nachweis, dass die Insulinresistenz noch deutlicher ausgeprägt ist, wenn Hypertoniker gleichzeitig adipös sind und vor allem eine abdominale Fettverteilung aufweisen. Mindestens jeder zweite adipöse Hypertoniker weist eine Insulinresistenz auf. Bei ihm besteht aufgrund dessen meist ein metabolisches Syndrom, wodurch er als ein Hochrisikopatient charakterisiert ist.

7.5.2 Häufigkeit der Hypertonie

Die Hypertonie ist die häufigste Folgekrankheit der Adipositas. Da ein Bluthochdruck häufig durch Gewichtszunahme entsteht und der Blutdruck durch Gewichtsabnahme sinkt, handelt es sich bei der adipositasassoziierten Hypertonie um eine sekundäre Form der Hypertonie, wenngleich sie als solche von der Hochdruckliga noch nicht klassifiziert wird. Der Blutdruck ist klar mit dem BMI assoziiert (s. Abb. 4.4), noch deutlicher jedoch mit dem Taillenumfang (Abb. 7.9). Es ist vorwiegend das viszerale Fett, das zur Entstehung der Hypertonie beiträgt.

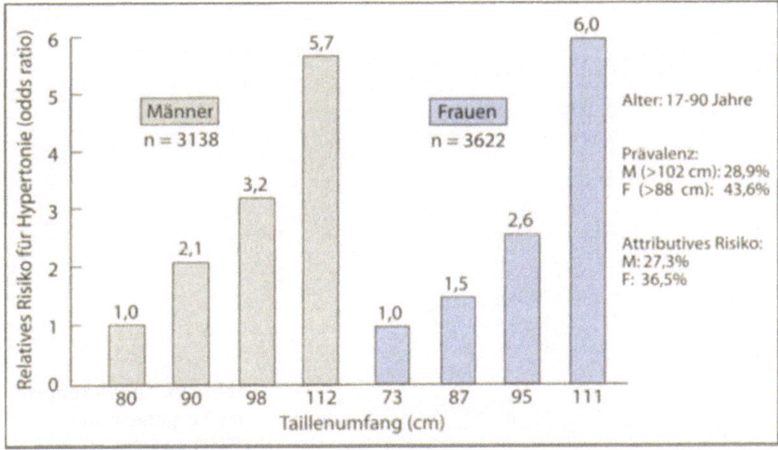

Abb. 7.9. Häufigkeit der Hypertonie in Abhängigkeit vom Taillenumfang bei Frauen und Männern im Alter von 17–90 Jahren im NHANES III Survey. Die Adipositas hatte an der Entstehung der Hypertonie einen Anteil von 32%. (Nach Oksun et al. 2000)

7.5.3 Hypertensive Herzkrankheit

Linksventrikuläre Hypertrophie. Die linksventrikuläre Muskelmasse steigt nicht nur mit zunehmendem Blutdruck, sondern auch mit zunehmendem Körpergewicht. Adipöse können auch eine linksventrikuläre Hypertrophie ohne Hypertonie aufweisen. Eindrucksvoll wurde das in der Framingham-Studie gezeigt. Dort war echokardiographisch eine linksventrikuläre Hypertrophie bei Adipösen 15-mal häufiger als bei Schlanken (Lauer et al. 1991). Wie stark die Körpermasse die Herzhypertrophie beeinflusst, ist in Abbildung 7.10 zu sehen. Das Körpergewicht ist für die Ausprägung einer vermehrten linksventrikulären Muskelmasse bedeutsamer als der Blutdruck. Etwa jeder zweite hypertone Adipöse hat eine linksventrikuläre Hypertrophie. Üblicherweise besteht eine exzentrische Form der Hypertrophie.

Gestörte diastolische Funktion. Bedingt durch den erhöhten Blutdruck und die vermehrte Herzmuskelmasse kann die Füllung v. a. des linken Ventrikels gestört sein (Abb. 7.11). Dopplerechokardiographisch findet man transmitral häufig eine Umkehr des E/A-Verhältnisses. Am deutlichsten ist

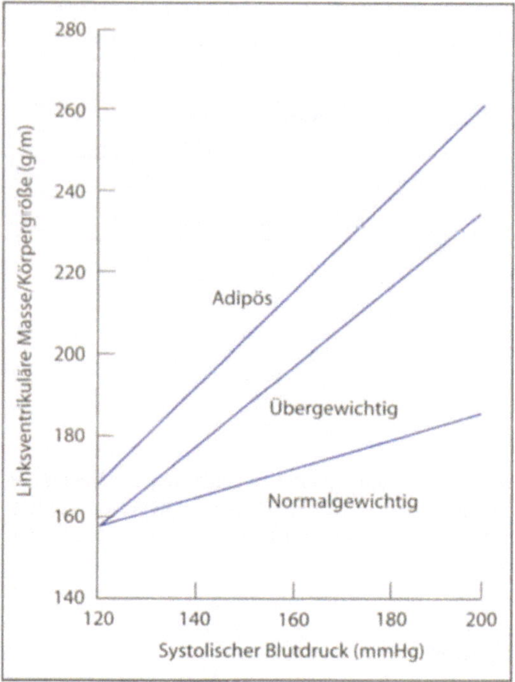

Abb. 7.10. Auswirkungen des Körpergewichtes (BMI) und des systolischen Blutdrucks auf die linksventrikuläre Muskelmasse. Man sieht, dass das Körpergewicht einen größeren Einfluss auf die Herzhypertrophie hat als der Blutdruck. (Nach Gottdiener et al. 1994)

oft eine Verlängerung der isovolumetrischen Relaxationszeit. Die Dehnbarkeitsstörung des linken Ventrikels mit Erhöhung des enddiastolischen Druckes setzt sich im kleinen Kreislauf auf das rechte Herz fort. Als Folge davon kann eine Vergrößerung und Verdickung des rechten Ventrikels mit eingeschränkter Funktion resultieren.

Beeinträchtigte linksventrikuläre systolische Funktion. Linksventrikuläre Hypertrophie und linksventrikuläre Dilatation entwickeln sich in der Regel parallel. Es entsteht eine exzentrische Form der Hypertrophie, die mit einer eingeschränkten Pumpfunktion einhergeht. In späteren Stadien der Krankheit kann sich eine regelrechte Herzinsuffizienz entwickeln.

Herzinsuffizienz und Kardiomyopathie. Die kardialen Adaptationen bei Adipositas stellen sich heutzutage wie folgt dar (Abb. 7.11): Dem Adipösen

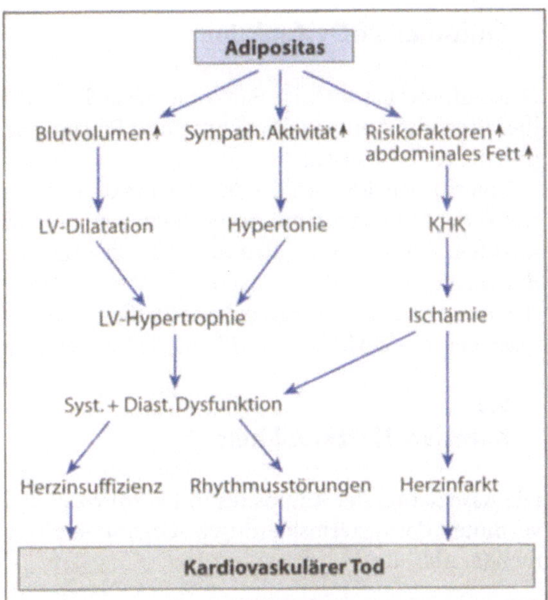

Abb. 7.11. Adipositas-assoziierte kardiale Komplikationen. Komplikationen können über 3 Mechanismen entstehen: 1. erhöhtes Blutvolumen; 2. gesteigerte sympathische Aktivität; 3. weitere kardiovaskuläre Risikofaktoren

droht aufgrund der gehäuft auftretenden kardiovaskulären Risikofaktoren die koronare Herzkrankheit und auch der Koronartod. Klinisch ebenso bedeutsam ist, dass auch eine Volumenbelastung (durch die vermehrte Körpermasse) und Druckbelastung (durch den gesteigerten Sympathikotonus) bestehen. Die letztgenannten Mechanismen begünstigen eine linksventrikuläre Muskelmassenzunahme und Dilatation, was zu einer Herzinsuffizienz und Herzrhythmusstörungen führt. Die Herzinsuffizienz kann natürlich auch durch eine begleitende koronare Herzkrankheit mitverursacht sein. Der adipöse Hypertoniker, dessen kardiovaskuläre Mortalität um das 4fache erhöht ist, stirbt nicht vorwiegend am Herzinfarkt, sondern an der Herzinsuffizienz.

Die Entwicklung einer Herzinsuffizienz ohne Hypertonie und ohne KHK wird von amerikanischen Kardiologen als „cardiomyopathy of obesity“ bezeichnet. Sie besagt, dass bei Adipösen hämodynamische und endokrin-metabolische Faktoren zu einer Kardiomyopathie führen können (Messerli 1986).

7.6 Endotheliale Dysfunktion

Das Endothel hat wichtige Funktionen wie die Gefäßdilatation, die Antiproliferation, die Antithrombogenität und Fibrinolyse, die Antiinflammation und die Antioxidation.

Untersuchen lässt sich die Endothelfunktion mit verschiedenen Methoden, wobei der Stimulation mit Acetylcholin eine besondere Rolle zukommt. Bei intaktem Endothel vermittelt Acetylcholin eine Vasodilatation, bei defekter Endothelfunktion – wie bei manifester Arteriosklerose – jedoch eine Vasokonstriktion. Der acetylcholinstimulierte Blutfluss ist bei Adipösen reduziert; er korreliert eng mit dem BMI, der WHR und der Insulinresistenz (Perticone et al. 2000).

7.7 Koronare Herzkrankheit

Die Assoziation der Adipositas mit kardiovaskulären Risikofaktoren lässt vermuten, dass arteriosklerotische Organkomplikationen gehäuft vorkommen (s. Abb. 4.4).

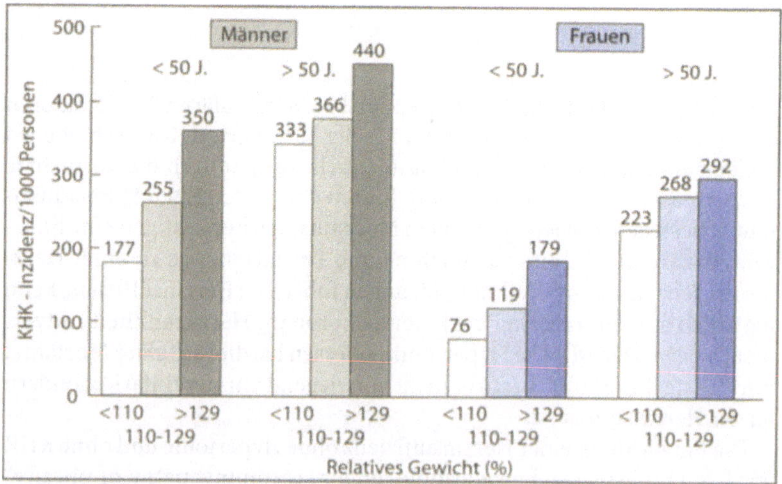

Abb. 7.12. Inzidenz (Neuerkrankungsrate) der koronaren Herzkrankheit in Abhängigkeit vom Körpergewicht und Alter bei Frauen und Männern in einer 26-jährigen Verlaufsbeobachtung des Framingham-Kollektivs (Hubert et al. 1983)

Häufigkeit. In der Framingham-Studie wurde erstmals eruiert, dass die Adipositas ein unabhängiger kardiovaskulärer Risikofaktor ist. Mit zunehmendem Körpergewicht steigt das KHK-Risiko bei Frauen und Männern etwa gleichermaßen an; bei Jüngeren ist der Zusammenhang mit dem Körpergewicht deutlicher als bei Älteren (Abb. 7.12). Diese Ergebnisse wurden in anderen Untersuchungen in den letzten Jahren bestätigt. Generell lässt sich feststellen, dass bei Adipösen ein Herzinfarkt etwa 3-mal häufiger vorkommt als bei Normalgewichtigen. Nicht nur ein erhöhtes Gewicht, auch Gewichtszunahmen erhöhen – und Gewichtsabnahmen senken – das Herzinfarktrisiko. Eine Änderung von 10% erhöht bzw. erniedrigt die Herzinfarkthäufigkeit um ca. 20%.

Ursachen der koronaren Herzkrankheit bei Adipositas. Die Adipositas, d. h. die vermehrte Körperfettmasse per se, ist nur eine Ursache für die Entstehung der Arteriosklerose. Viel wichtiger ist, dass, wie oben ausgeführt, die Adipositas Ursache für eine Reihe anderer Risikofaktoren ist. Aufgrund der Nurses' Health Study hat man errechnet, dass die Adipositas an der Entstehung der KHK einen Anteil von 36% hat (Willet et al. 1995). Die Adipositas ist damit ein kardiovaskulärer Risikofaktor ersten Ranges, wie immer noch erwähnt, ein Risikofaktor 2. Ordnung. Diese Einschätzung wird auch von der American Heart Association (1997) geteilt, indem sie konstatiert: „obesity ... is a major risk factor ... on a par with cigarette smoking, physical inactivity and high blood cholesterol".

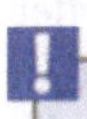

Die Adipositas ist nicht nur ein unabhängiger kardiovaskulärer Risikofaktor, sondern ein Promotor für weitere Risikofaktoren.

Die Rolle der Fettverteilung. Wie im Kapitel 7.1 „Metabolisches Syndrom" ausgeführt, führt intraabdominales (viszerales) Fett über eine Reihe von Mechanismen zur Insulinresistenz und zur Ausbildung von kardiovaskulären Risikofaktoren. Ob vorwiegend eine Vermehrung des Körperfettes (beurteilt nach dem BMI) oder eine Akkumulation von viszeralem Fett (beurteilt nach dem Taillenumfang) zur koronaren Herzkrankheit führt, wurde in einer 8-jährigen Beobachtung der Nurses' Health Study untersucht (Rexrode et al. 1998; Abb. 7.13). Auffallend ist, dass auch bei Frauen mit normalem Körpergewicht das KHK-Risiko ansteigt, wenn der Taillenumfang zunimmt. Zu einem ähnlichen Ergebnis kam man bei Männern in der Physician's Health Study.

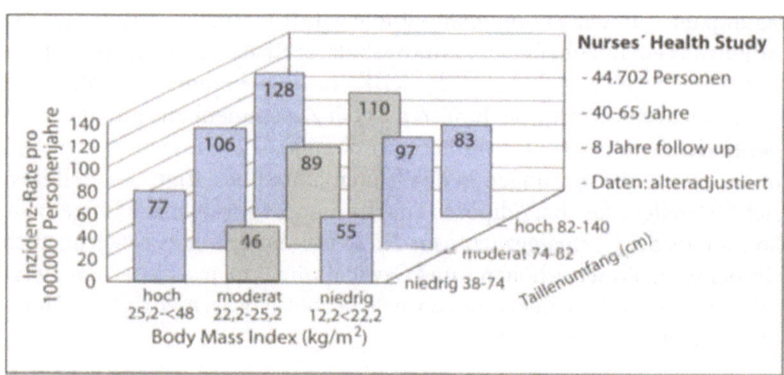

Abb. 7.13. Inzidenz der koronaren Herzkrankheit in Abhängigkeit des Body-Mass-Indexes (Maß für die Körperfettmasse) und des Taillenumfangs (Maß für die Fettverteilung) in der Nurses' Health Study (nach Rexrode et al. 1998). Auch bei normalgewichtigen Frauen erhöht eine abdominale Fettverteilung (hoher Taillenumfang) das kardiale Risiko

7.8 Apoplex und periphere arterielle Verschlusskrankheit

7.8.1 Apoplex

Da die Hypertonie mit der Adipositas eng assoziiert und die Hypertonie der wichtigste zerebrale Risikofaktor ist, stehen Adipositas und Schlaganfall in enger Beziehung. Es ist jedoch weniger die Körperfettmasse als vielmehr die Fettverteilung, die zerebrovaskuläre Schäden verursacht. Auch in der ARIC-Study (Folsom et al. 1999), einem großen Kollektiv, erhöhte eine hohe „waist-to-hip ratio" (WHR) das Apoplexrisiko um 71%, ein hoher BMI hingegen nur um 15% (Abb. 7.14). Auch in der Göteborg-Studie war die Fettverteilung neben der Hypertonie und der Hyperfibrinogenämie als zerebrovaskulärer Risikofaktor charakterisiert; sie war bedeutsamer als die Hypercholesterinämie und der Diabetes mellitus (Welin et al. 1987).

7.8.2 Periphere arterielle Verschlusskrankheit (PAVK)

Erst vor kurzem wurde überzeugend nachgewiesen, dass auch die Adipositas ein Risikofaktor für die Verschlusskrankheit ist. Früher hatte man

- 15.792 Männer und Frauen
- 45 - 64 Jahre alt
- Follow up 6 - 8 Jahre
- Ø Kardiovaskuläre Krankheit bei Einschluss

*p < 0,05	Relatives Risiko
Diabetes	3,70*
WHR	1,74*
Insulin	1,19*
BMI	1,15

Abb. 7.14. Apoplexrisiko in der ARIC-Study, einem Kollektiv von 15.792 Männern und Frauen, in einer 6-jährigen Beobachtung (Folsom et al. 1999)

immer das Körpergewicht in Beziehung zur PAVK gesetzt und keinen Zusammenhang gefunden. Betrachtet man jedoch die WHR, stellt man fest, dass oberhalb von 0,97 das PAVK-Risiko verdoppelt ist. Die WHR war ein Risikofaktor unabhängig vom Diabetes, Rauchen, Hypertonie und Dyslipidämie (Planas et al. 2001). Diese Aussage gilt allerdings nur für Männer, da bei Frauen bisher keine diesbezüglichen Untersuchungen durchgeführt wurden.

7.9 Gastrointestinale Erkrankungen

7.9.1 Gallensteine

Neben Geschlecht und Alter ist das Körpergewicht der wichtigste Risikofaktor für Gallensteine (Cholesterinsteine). Pigmentsteine kommen bei Adipösen nicht häufiger vor als bei Normalgewichtigen. Nicht nur bei adipösen Frauen, sondern auch bei adipösen Männern kommen Gallensteine etwa 5-mal häufiger vor als bei Normalgewichtigen (Abb. 7.15). Die Entstehung von Gallensteinen bei Adipositas ist weitgehend unklar. Bekannt ist, dass der lithogene Index bei Adipösen erhöht ist; möglicherweise ist auch die Gallenblasenkontraktion reduziert.

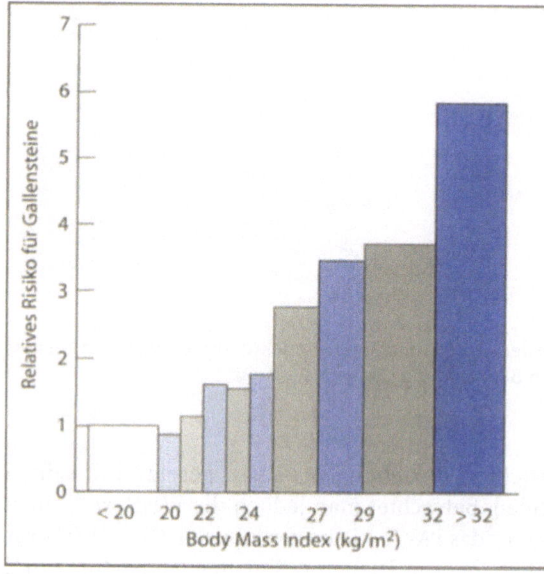

Abb. 7.15. Häufigkeit von symptomatischen Gallensteinen in Abhängigkeit vom Körpergewicht (BMI) bei 88.837 Krankenschwestern. (Nach Maclure 1987)

7.9.2 Fettleber und Fettleberhepatitis

Bedingt durch die unterschiedliche Definition der Fettleber (Steatosis hepatis) wird die Häufigkeit zwischen 30 und 90% angegeben. Erhöhte Enzymaktivitäten und eine erhöhte Bilirubinkonzentration können auf eine entzündliche Aktivität, eine Fettleberhepatitis hinweisen. Bei dieser Komplikation ist der Übergang in eine Leberzirrhose häufiger. Ansonsten wird eine Fettleber selten zirrhotisch umgebildet.

Ein gastroösophagealer Reflux ist die häufigste gastroenterologische Komplikation bei Adipositas (ca. 30%).

7.9.3 Refluxösophagitis und Hernien

Retrosternales Brennen, insbesondere nach dem Essen und beim Liegen, ist bei Adipösen nicht selten und kann Ausdruck einer Refluxösophagitis mit oder ohne axiale Hiatusgleithernie sein. Verursacht wird es wahrscheinlich durch einen erhöhten intraabdominalen Druck, was besonders beim abdominalen Fettverteilungstyp der Fall ist. Dieser Mechanismus erklärt auch das gehäufte Auftreten von Leisten-, Narben- und Hiatusgleithernien sowie Rektusdiastasen. Komplikationen wie die genannten gastroenterologischen sowie Varikosis, Harninkontinenz und Bluthochdruck (Nierenkompression) zählen zum Syndrom des erhöhten intraabdominales Druckes bei Adipositas (Sugerman et al. 1997). Durch Gewichtsabnahme wird der Reflux gemindert.

Der gastroösophageale Reflux und die Hiatushernie sind auch für das chirurgische Vorgehen bei einer restriktiven Magenoperation von Wichtigkeit. Zum einen wird durch die operativ induzierte Restriktion der Reflux in den Ösophagus gesteigert. Zum anderen können eine vertikale Magenplastik bzw. ein Magenband allenfalls bei einer kleinen Hernie zur Anwendung kommen. Manche Chirurgen führen in gleicher Sitzung auch eine Fundoplicatio durch.

7.10 Atmungsbedingte Schlafstörungen

Adipöse können vielfältige Probleme mit der Atmung haben. Eine *Dyspnoe* kann Ausdruck einer verminderten Ventilation durch die vermehrte Körperfettmasse sein, sie kann aber auch durch die erhöhte Belastung des kardiovaskulären Systems verursacht sein. Bei Lungenfunktionstests fallen folgende Veränderungen häufig auf: verminderte Vitalkapazität, restriktive Ventilationsstörung und ein vermindertes funktionelles Residualvolumen.

Klinisch bedeutsamer ist das *obstruktive Schlaf-Apnoe-Syndrom (OSAS)*. Jeden Adipösen sollte man daher nach Schnarchen, Atempausen beim Schlafen, Morgenmüdigkeit, Tagesschläfrigkeit und verminderte Vigilanz mit Konzentrations- und Gedächtnisstörungen fragen. Die Häufigkeit der Schlafapnoe bei Adipositas ist je nach Studie 2- bis 5fach erhöht. In Schlaflabors sind etwa 2/3 der Patienten adipös; stark vertreten sind die höheren Gewichtsklassen. Besonders häufig kommt bei adipösen Schlafapnoikern die Hypertonie vor. Sie ist nicht nur durch die Adipositas verursacht, sondern vermutlich auch durch unphysiologische Druckanstiege in der Nacht. Nach einer Schlafapnoe sollte man besonders bei adipösen Hypertonikern fahnden.

Die Schlafapnoe kommt bei Adipösen häufig vor und erhöht Morbidität und Mortalität erheblich.

Vom OSAS abzugrenzen ist das *Adipositas-Hypoventilations-Syndrom (AHS)*. Das AHS ist pathophysiologisch durch eine alveoläre Hypoventilation charakterisiert. Im Vergleich zum OSAS geht das AHS mit stärkeren Entsättigungen einher, auch die Häufigkeit der pulmonalen Hypertonie ist mit 58% im Vergleich zum OSAS mit 9% um ein Mehrfaches erhöht (Kessler 2001). AHS-Patienten haben zu etwa 80% auch ein OSAS, nicht selten besteht zudem eine chronisch obstruktive Lungenerkrankung.

7.11 Die adipöse Frau: Fertilität, Schwangerschaft und Geburt

7.11.1 Fertilität

Adipöse Frauen sind nicht selten infertil. Ursache hierfür sind oft Hormonveränderungen (Tabelle 7.1). Die Testosteronspiegel zeigen in Abhängigkeit vom Geschlecht Adaptationen: Bei adipösen Frauen, insbesondere bei abdominal adipösen, sind sie erhöht, bei Männern hingegen erniedrigt. Vor

Tabelle 7.1. Plasmakonzentrationsveränderungen der Geschlechtshormone bei Adipositas im Vergleich zu Normalgewichtigen

	Frauen	Männer
• Östrogene		
- Östradiol	↑↑	↑
- Östron	↑	↑
• Progesteron	↑	
• Testosteron		
- Gesamt	↑	↓
- Frei	↑	–
• Androstendion	–↑	↓
• „Sex hormone binding globulin" (SHBG)	↓	↓
• TSH	–	–
• LH	–	–
• GnRH	(↓)	–

allem freie Hormonspiegel sind erhöht, da das „sex hormone binding globulin" (SHBG) bei Adipösen erniedrigt ist. Dadurch werden weniger Östrogene, Progesteron und Androgene gebunden.

Regelstörungen sind bei adipösen Frauen etwa doppelt so häufig wie bei normalgewichtigen; die Frage nach der Regel gehört daher zur Adipositasanamnese. Verantwortlich hierfür sind Veränderungen im Regelkreis der Gonadotropine. Die Diagnostik sollte man einem endokrinologisch erfahrenen Gynäkologen überlassen. Nach erfolgreicher Gewichtsreduktion wird jede zweite zuvor infertile Frau schwanger.

7.11.2
Schwangerschaftsrisiko

Auch die Schwangerschaft, nicht nur die Geburt, ist für eine Adipöse im Vergleich zu einer Normalgewichtigen mit einem erhöhten Morbiditätsrisiko verbunden. Im Vordergrund stehen Komplikationen: Hypertonie/Eklampsie, Diabetes mellitus, Urogenitalinfektion und Thrombose.

Da beides, Schwangerschaft und Adipositas, die Insulinwirkung verschlechtern, ist damit zu rechnen, dass adipöse Schwangere besonders häufig einen Gestationsdiabetes entwickeln. Das Risiko hierfür ist etwa 6fach erhöht. Nicht ganz so bedeutsam ist die 6fache Häufigkeit einer Hypertonie und die doppelte einer Präeklampsie/Eklampsie. Auch Genitalinfektionen und tiefe Beinvenenthrombose kommen bei adipösen Schwangeren relativ häufig vor.

Für eine adipöse Schwangere ist natürlich eine Gewichtsabnahme (kataboler Stoffwechsel) kontraindiziert. Sie sollte eine etwas geringere schwangerschaftsbedingte Gewichtszunahme als normalgewichtige Schwangere anstreben.

7.11.3
Die Geburt – mit erhöhten Komplikationen

Adipöse gebären häufig Kinder mit erhöhtem Gewicht (>4000 g). Ursache für die Entwicklung eines makrosomalen Babys ist die Hyperinsulinämie der Mutter; Insulin ist ein Wachstumsfaktor. Da übergewichtige Neugeborene auch einen größeren Kopfumfang haben, ist eine Sectio (Kaiserschnitt) etwa doppelt so häufig wie bei normalgewichtigen Schwangeren.

Sterblichkeit der Mutter und des Kindes sind perinatal leicht erhöht; verlässliche Daten dazu fehlen. Die gesteigerte Sterblichkeit ist vorwiegend

Tabelle 7.2. Relatives Risiko von malignen Erkrankungen bei Adipositas

	American Cancer Society (> 40% Übergewicht)	Dänische Studie (Adipöse)
A) Männer		
• Prostata	1,29	1,3
• Kolon/Rektum	1,73	1,2
B) Frauen		
• Mamma	1,53	1,2*
• Endometrium	5,42	2,0
• Zervix	2,39	–
• Ovar	1,63	–
• Gallenblase	3,58	–
C) Männer und Frauen		
• Ösophagus	–	1,9
• Leber	–	1,9
• Pankreas	–	1,7

(*Frauen >70 Jahre). (American Cancer Society, Lew u. Garfinkel 1979; Dänische Studie, Moller et al. 1994)

durch die erhöhte Sectio- und Eklampsierate, erhöhte Infektanfälligkeit und Thromboseneigung bedingt (s. Tabelle 7.2).

7.12 Krebs durch Körperfettvermehrung?

Einer erhöhten Prävalenz von Neoplasien bei Adipositas wurde bisher wenig Aufmerksamkeit gewidmet. Das hat v. a. 2 Gründe: Zum einen wurde der Zusammenhang zwischen Körpergewicht und bösartigen Krankheiten nur in wenigen Studien untersucht, wenngleich die 1979 veröffentlichte Untersuchung der American Cancer Society (Lew u. Garfinkel 1979) eine Erhebung an 750.000 Männern und Frauen, verlässliche Daten lieferte. Zum anderen sind die pathophysiologischen Vorstellungen zur Entstehung von Karzinomen bei Adipösen immer noch rudimentär. Generell ist bei Adipösen das Risiko für das Auftreten von bösartigen Erkrankungen um 50% erhöht.

Weibliche Karzinome. Am engsten mit der Adipositas ist das Endometriumkarzinom vergesellschaftet (Tabelle 7.2). Wegen der Häufigkeit ist das Mammakarzinom klinisch bedeutsamer. Verursacht wird es vermutlich durch erhöhte Östrogenspiegel. In der Postmenopause, der Lebensphase mit erhöhter Inzidenz des Mammakarzinoms, wird mehr als die Hälfte des Östrogens im Fettgewebe gebildet (Kapitel 6.4). Auch Ovarial- und Zervixkarzinome kommen bei adipösen Frauen überzufällig häufig vor.

Männliche Karzinome. Hier geht es neben einer Diskussion um gehäufte Ösophagus-, Magen- und Pankreaskarzinome (erhöhter Alkoholkonsum?) vor allem um das Prostatakarzinom. Das relative Risiko ist bei Adipösen etwa 3fach erhöht. Ähnliches trifft auch für die Prostatahyperplasie zu. Die Genese ist unklar.

7.13 Erkrankungen des Bewegungsapparates

Viele Adipöse nehmen innere Krankheiten oft ohne großen Leidensdruck hin, zum Arzt führen sie oft Beschwerden am Bewegungsapparat. Betroffen sind bei Adipösen vorwiegend die Wirbelsäule und die tragenden Gelenke.

7.13.1 Arthrosen

Gonarthrose. Verschleißerscheinungen am Kniegelenk sind die häufigsten Schädigungen bei Adipositas. Aufgrund von Daten der Framingham-Studie ist das Ausmaß der Gonarthrose bei Adipösen erstmals systematisch untersucht worden. Adipöse leiden demnach etwa doppelt so häufig an einer Gonarthrose, sei sie rein symptomatisch oder mit radiologischen Veränderungen einhergehend (Abb. 7.16). Frauen sind davon stärker betroffen als Männer. Ursache für eine Schädigung von Gelenkstrukturen ist nicht nur die vermehrte statische Belastung, sondern auch eine häufig anzutreffende Fehlstellung der Beine (Varusstellung); Letzteres führt zu einer unphysiologischen Lastverteilung, was das Kniegelenk zusätzlich schädigt. Die bei fortgeschrittener Krankheit anstehende Implantation einer Kniegelenksprothese ist ab einem BMI >35 kg/m^2 wegen fraglicher Haltbarkeit problematisch. Solche Patienten müssen Gewicht abnehmen, um den Operationserfolg zu garantieren. Spätestens dann erkennen die Betroffenen, dass eine Gewichtsabnahme unumgänglich ist und was sie zu einem früheren Zeitpunkt wahrscheinlich hätten verhindern können.

! Die Gonarthrose ist die orthopädische Leit(d)krankheit der Adipösen.

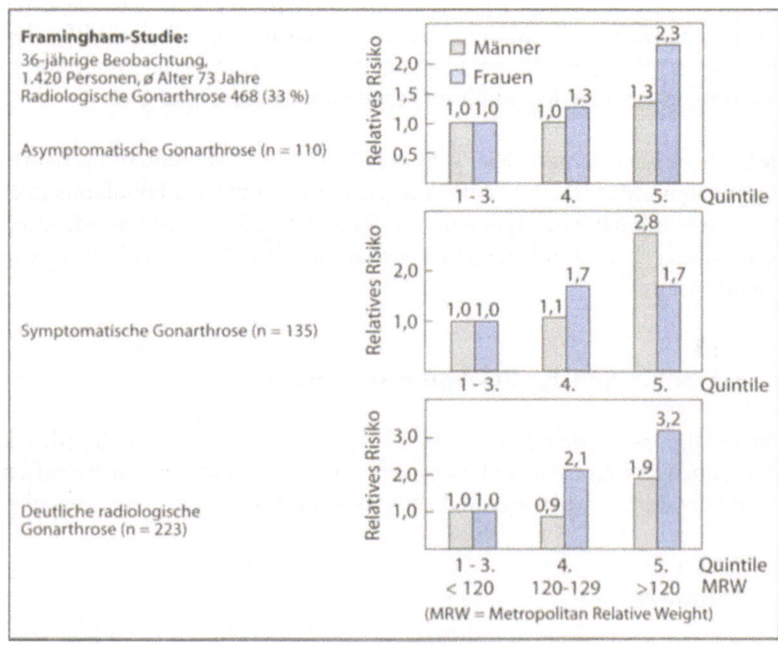

Abb. 7.16. Inzidenz der Gonarthrose bei Frauen und Männern bei einem Subkollektiv der Framingham-Studie (nach Felson et al. 1988). Von 1.420 Personen entwickelten innerhalb von 36 Jahren 468 eine radiologische Gonarthrose, die entweder asymptomatisch (n=110) oder symptomatisch (n=135) war; bei 223 Personen lagen fortgeschrittene röntgenologische Arthrosezeichen vor (*MRW* Metropolitan Relative Weight). (Felson et al. 1988)

Andere Arthrosen. Auch Coxarthrosen und Arthrosen der Fußgelenke kommen bei Adipösen gehäuft vor.

Wirbelsäulensyndrome. Ähnlich wie bei der Gonarthrose sind auch bei Rückenbeschwerden Frauen häufiger betroffen als Männer. Das Risiko für Beschwerden ist um etwa das 1,5fache erhöht, das für eine radikuläre Symptomatik um das 1,3fache (Han et al. 1997). Die Beschwerden korrelieren mit dem BMI und dem Taillenumfang. Ähnlich wie beim Kniegelenk spielt nicht nur die vermehrte statische Belastung eine Rolle, sondern auch die Fehlhaltung durch vermehrtes abdominales Fett mit Hyperlordose.

7.14 Fazit

FAZIT

- Das metabolische Syndrom ist eng mit der abdominalen Adipositas vergesellschaftet. Ein metabolisches Syndrom ohne Adipositas kommt selten vor.
- Zur Diagnostik des metabolischen Syndroms gehört – außer beim manifesten Diabetes Typ 2 – auch die orale Glukosebelastung.
- Ein Patient mit Adipositas und einem metabolischen Syndrom ist ein Hochrisikopatient: Die Morbidität ist um 2,5fache und die Mortalität um das 5fache erhöht.
- Nach Jahren der Insulinresistenz und nachlassender Insulinsekretion kann sich ein manifester Diabetes entwickeln.
- Entstehung und Verschwinden einer diabetischen Stoffwechsellage hängen eng mit einer Zu- und Abnahme des Körpergewichtes zusammen.
- Typisch für die Adipositas ist eine Erhöhung der Triglyzeride und eine Erniedrigung des HDL-Cholesterins.
- Eine Hypertonie ist die häufigste Begleitkrankheit der Adipositas.
- Eine linksventrikuläre Hypertrophie besteht bei jedem zweiten Adipösen, eine linksventrikuläre Dilatation sowie eine Störung der systo.lischen und diastolischen Funktion ist nicht selten vorhanden.
- Da die Adipositas ein Risikofaktor für weitere Risikofaktoren ist, treten auch arteriosklerotische Folgekrankheiten wie Herzinfarkt und Schlaganfall gehäuft auf.
- Sowohl der Herzinfarkt als auch der Apoplex sind sowohl mit dem BMI als auch mit der viszeralen Fettakkumulation korreliert.
- Nach einer Schlafapnoe sollte man bei Adipösen immer fahnden.
- Bekannt ist, dass Adipöse häufig Gallensteine und eine Fettleber aufweisen. Weniger bekannt ist, dass sie auch oft an einer Refluxösophagitis leiden.
- Adipöse Frauen sind oft infertil. Bei Schwangerschaft und Geburt sind die gesundheitlichen Risiken erhöht.
- Hormonabhängige Tumoren kommen bei Adipösen häufiger vor als bei Normalgewichtigen.
- Die organischen Hauptbeschwerden Adipöser sind oft orthopädischer Natur: Arthrosen an Knie- und Hüftgelenken sowie Rückenschmerzen.

8 Therapie

Die langfristig erfolgreiche Behandlung der Adipositas ist eine schwierige Aufgabe. Diese Tatsache wird dadurch belegt, dass viele Ärzte im Laufe ihrer Tätigkeit zu einer fatalistischen Einstellung kamen – zu Unrecht. Um erfolgreich zu therapieren, muss man sich auf die Spezifika der Adipositas einstellen: chronische Behandlungsstrategie mit optimaler Kooperation des Patienten. Bereits die Kontaktaufnahme mit den vielfach von Ärzten gekränkten Patienten ist äußerst sensibel zu gestalten, und die Therapiebegleitung muss individuell auf die Fähigkeiten und Bedürfnisse des Betroffenen abgestimmt sein. Frustrationen des Patienten gehen allzu oft auf den Arzt über und programmieren so ein Scheitern der Therapie. Wichtig ist daher ein strukturiertes Behandlungskonzept mit klarer Aufgabenverteilung für den Arzt und den Patienten.

8.1 Indikationen und Therapieziele: Wer soll wie viel abnehmen?

Übergewichtige und Adipöse sollen aus medizinischen Gründen behandelt werden, wobei organmedizinische und psychosoziale Aspekte gleichermaßen berücksichtigt werden sollen. Kosmetische Indikationen stehen hier nicht zur Diskussion.

Globale Therapieziele sind:

- Reduktion der Morbidität,
- Verbesserung der Lebensqualität und Steigerung der psychosozialen Befindlichkeit,
- Verhinderung von Arbeitsunfähigkeit und vorzeitiger Berentung,
- Senkung der Mortalität.

Die Deutsche Adipositasgesellschaft hat Leitlinien (2002) zur *Indikation der Behandlung* (homepage: www.adipositas-gesellschaft.de) veröffentlicht:

- BMI >30 kg/m^2,

- BMI >25 kg/m² und
  - abdominale Fettverteilung,
  - übergewichtsbedingte Gesundheitsstörungen,
  - psychosozialer Leidensdruck.

Wie viel soll ein Adipöser abnehmen? Bis zum Gewicht mit der niedrigsten Sterblichkeit? Bis er sich wohl fühlt? Wenn es um *Therapieziele* geht, haben Ärzte und Patienten oft gleichermaßen unrealistische Erwartungen. Foster et al. (1997) haben Adipöse mit einem Durchschnittsgewicht von 99 kg vor Therapiebeginn befragt. Im Mittel wollten sie 32 kg abnehmen und einen BMI von 23 kg/m² erreichen. Um die oben definierten globalen Therapieziele zu erreichen, ist eine Gewichtsabnahme bis zum Normalgewicht nicht erforderlich.

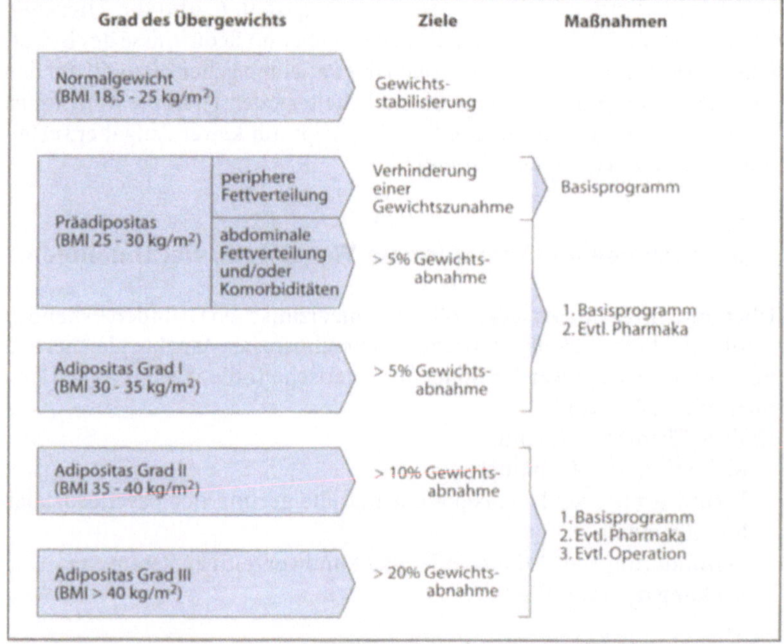

Abb. 8.1. Therapieziele und Therapiemaßnahmen in Abhängigkeit vom BMI und der Fettverteilung. Empfehlungen der Word Health Organization (1999)

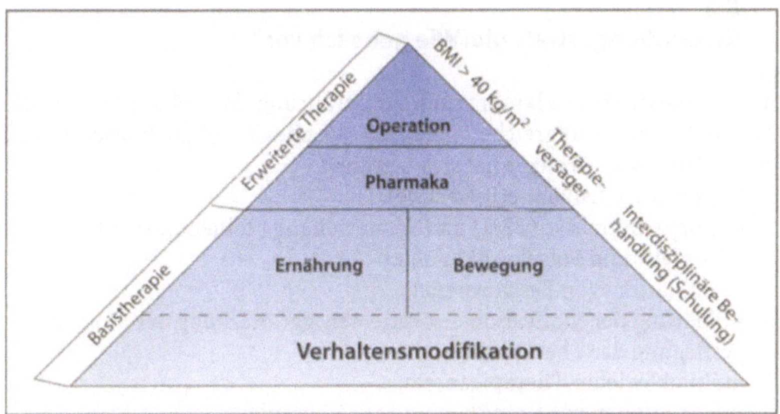

Abb. 8.2. Therapieschema der Adipositas. Man beginnt mit der Basistherapie (Lebensstiländerung); bei Scheitern kommt zusätzlich eine Pharmakotherapie infrage, ggf. auch eine chirurgische Behandlung

Das Therapieziel hängt vom Ausmaß der Adipositas (BMI), der Fettverteilung (Taillenumfang) und den Folge- und Begleitkrankheiten ab (Abb. 8.1). Bis zu einem BMI von 35 kg/m² sollte eine Gewichtsabnahme von 5–10% des Ausgangsgewichts ins Auge gefasst werden. Bei höheren Gewichtsklassen sind Gewichtsreduktionen von 10% bzw. 20% anzustreben. Bei einem BMI zwischen 25 und 30 kg/m² ist auch eine abdominale Fettverteilung ein Grund zur Gewichtsreduktion.

Erreicht werden die Therapieziele grundsätzlich mit einer Basistherapie, d. h. einer Lebensstiländerung (Abb. 8.2). Gelingt dies innerhalb von 6 Monaten nicht, kommen auch Pharmaka (Anti-Adiposita) infrage. Scheitert auch diese und übersteigt der BMI 35 bzw. 40 kg/m², ist eine chirurgische Maßnahme indiziert. Die hier beschriebene Stufentherapie basiert auf Empfehlungen der WHO (1999) und ist weltweit von allen Fachgesellschaften übernommen worden.

Die Therapieziele können kurz- oder langfristig angelegt sein. Üblicherweise geht es bei der Behandlung der Adipositas als einer chronischen Krankheit um eine langfristige, meist lebenslange Therapie. In manchen Fällen ist dennoch eine kurzfristige Gewichtsabnahme sinnvoll und wünschenswert (z. B. bevorstehende Operation); hier gelten andere Therapieziele.

8.2 Behandlungsstrategie: Wie gehe ich vor?

Eine professionelle Planung und Durchführung der Behandlung ist der Garant für eine erfolgreiche Therapie. Folgendes Vorgehen hinsichtlich einer *Behandlungsstrategie* hat sich bewährt:
- Diagnostik (Risikostratifizierung):
  - Körperfettmasse (BMI) und Fettverteilung (Taillenumfang),
  - Begleit- und Folgekrankheiten,
  - Abklärung von Essstörungen,
- Abklärung der Motivation des Patienten, ggf. Stärkung der Motivation,
- Festlegung der Therapieziele,
- multifaktorieller Therapieansatz,
- Informationen zur Krankheit und zur Therapie,
- Vermittlung von Fertigkeiten zur Therapie (z. B. Kochen, Bewegungstherapie),
- Therapiekontrolle (Protokolle zum Gewicht, zur Ernährung und Bewegung),
- Strategien zur Gewichtserhaltung,
- Misserfolgsprophylaxe,
- bei Scheitern: Spezialambulanz, Spezialklinik.

Diagnostik. Siehe Kapitel 3.

Motivation. Die Motivation ist der Schlüssel zum Erfolg. Motivieren kann man weniger durch Darstellung der Gesundheitsrisiken als vielmehr durch Aufzeigen von positiven Veränderungen durch Gewichtsabnahme. Hierbei können nicht nur medizinische Gesichtspunkte eine Rolle spielen, sondern auch kosmetische. Das Erreichen einer geringeren Konfektionsgröße hat auch immer positive gesundheitliche Auswirkungen.

Therapieziele. Siehe oben.

Multifaktorieller Therapieansatz. Grundsätzlich sollte jeder Adipöse mit mehreren Methoden gleichzeitig behandelt werden; der Erfolg einer kombinierten Behandlung ist immer besser als eine Monotherapie. Man beginnt die Therapie mit der sog. Basistherapie (s. Abb. 8.2). Jeder Patient sollte seine Ernährung umstellen und sein Essverhalten ändern; er sollte ändern, *was* und *wie* er isst. Sofern keine Kontraindikationen oder Defizite bestehen, sollte er körperlich aktiver werden. Da Essen und Bewegung jahrzehntelang trainierte Verhaltensweisen sind, sollte die Verhaltensmodifikation in einer Gruppe angegangen werden; reine kognitive Vorgehensweisen (z. B. Beratung) reichen nicht aus. Es ist auch erwiesen, dass die – kostengünstige – Gruppentherapie einer – kostenintensiven – Einzeltherapie überlegen ist (Renjilian et al. 2001).

Führt die Basistherapie Lebensstiländerung nach einem halben Jahr nicht zum Therapieziel, wird unterstützend eine Pharmakotherapie durchgeführt (Kapitel 8.6). Führt auch diese nicht zum Erfolg und überschreitet das Adipositasausmaß einen BMI von 40 kg/m², ist eine chirurgische Therapie in Erwägung zu ziehen.

Langfristiger Therapieansatz. Alle Diäten und Kuren (nicht Rehabilitationen mit strukturierter Adipositasschulung) müssen diesem Therapieansatz geopfert werden. Als Therapiemittel kommt nur infrage, was der Patient jahrelang umsetzen kann.

Informationen zur Adipositas und Vermittlung von Fertigkeiten. Die Umsetzung dieser Anforderungen ist das größte Problem sowohl in Praxen als auch in Kliniken. Erforderlich ist eine strukturierte Schulung, die zurzeit in nur wenigen Beratungsstellen, Spezialambulanzen und Spezialkliniken angeboten wird (s. Kapitel 8.9). Die Schulung sollte sinnvollerweise interdisziplinär von ÄrztInnen, ErnährungsberaterInnen, BewegungstherapeutInnen und klinischen PsychologInnen durchgeführt werden.

Therapiekontrolle. Jeder Patient sollte sein Gewicht einmal pro Woche dokumentieren. Für die Erfassung der Ernährung bieten sich Ernährungsprotokolle oder Food-Frequency-Tabellen an; diese dienen weniger der objektiven Feststellung der Energieaufnahme als vielmehr der Selbstkontrolle. Ebenso ist es mit der Aufzeichnung der körperlichen Aktivität in der Freizeit.

Misserfolgsprophylaxe. Siehe Kapitel 8.5.

Strategien zur Gewichtserhaltung. Zur Gewichtserhaltung nach einer Phase der Gewichtsreduktion eignet sich vorwiegend eine fettarme Kost. Da nach einer Gewichtsreduktion auch der Energieverbrauch abnimmt, empfiehlt sich zusätzlich vermehrte körperliche Aktivität zur Steigerung des Energieverbrauchs. Besteht genetisch ein geringer Energieverbrauch, ist auch eine pharmakologische Intervention mit einem Appetithemmer/Sättigungsverstärker sinnvoll, um den Hunger zu unterdrücken.

Spezialambulanzen und Spezialkliniken für Adipöse. Bei Scheitern der Therapie und dringender Therapiebedürftigkeit sollte ein Adipöser in eine Spezialambulanz bzw. Spezialklinik überwiesen werden. In diesen Einrichtungen können auch keine Wunder vollbracht werden. Es sollte eine Institution ausgewählt werden, die die hier skizzierte Therapiestrategie konsequent und professionell umsetzt. Bei den Rehabilitationskliniken sollten nur solche ausgewählt werden, die Leitlinien zur Therapie der Adipositas in Reha-Kliniken umsetzten (www.adipositas-gesellschaft.de).

8.3 Ernährungstherapie

Die verbreitetste und sicherlich auch die effektivste Therapie der Adipositas besteht in einer Reduktion der Energiezufuhr. Auf diese Weise lässt sich eine wirksame Negativierung der Energiebilanz erreichen. Das Energiedefizit sollte mindestens 500 kcal/Tag betragen, um messbare Gewichtsverluste zu erzielen. In der Praxis bedeutet das eine Umstellung der Ernährung, eines lebenswichtigen und über Jahre geprägten Teils unserer Lebensweise. Da die Adipositas eine chronische Krankheit ist, zielt die Ernährungsumstellung auf die Lebenszeit ab. Für die Durchführung einer Ernährungstherapie ist daher die Mitarbeit des Patienten unabdingbar; ohne sein Mitwirken „läuft nichts".

8.3.1 Alimentäre Grundprinzipien

Ziele und Anforderungen

Eine Reduktionskost verfolgt folgende *Hauptziele:*

- Verminderung der Fettmasse, vorwiegend intraabdominal,
- Verhinderung von organischen und psychischen Schädigungen.

Um diese zu erreichen, muss sie bestimmte *Anforderungen* an die *Lebensmittel* erfüllen:

- Induktion einer negativen Energiebilanz,
- weitgehender Erhalt von Körperprotein,
- kein Mangel an Mikronährstoffen (Vitamine, Mineralien, Spurenelemente).

Damit der Patient die Ernährungsumstellung akzeptiert, müssen bestimmte *Anforderungen* an die *Praktikabilität* gegeben sein.

Die Lebensmittel müssen
- verfügbar,
- kaufbar,
- zubereitbar sein.

Das Essen muss
- schmecken,
- sättigen.

Wird nur ein Kriterium hinsichtlich der Praktikabilität nicht erfüllt, wird der Patient die Ernährungsempfehlung nicht befolgen bzw. nicht befolgen können. Alle nachfolgenden Möglichkeiten der Ernährungstherapie sind daher an den oben genannten Prinzipien zu messen.

Die Körperzusammensetzung ändert sich

Sobald ein Energiedefizit eintritt, reagiert der Körper darauf. Schließlich ist das ein „Angriff" auf z. T. lebenswichtige Substanzen. Eine Gewichtsabnahme ist deshalb vielfältigen Regelmechanismen unterworfen.

Abbau von Depotfett. Die Fettmasse des Körpers besteht zu etwa 80% aus Unterhautfett (subkutanes Fett) und zu 10% aus Fett im Abdomen (viszerales Fett). Unter einer hypokalorischen Kost werden beide Fettdepots abgebaut, das intraabdominale ausgeprägter. Erklärt werden kann der vermehrte Abbau von Fett im Abdomen durch eine höhere Bereitschaft der dort lokalisierten Adipozyten zur Lipolyse (Wirth 2000).

Für einen beschleunigten Fettabbau unter einer Reduktionskost sorgen eine Reihe von Hormonen. Die Hauptrolle spielt dabei das Insulin, ein Hemmer der Lipolyse. Die Plasmakonzentration von Insulin fällt innerhalb von Stunden bei verminderter oder ausbleibender Energiezufuhr ab. Diesen Effekt machen sich sog. ketogene Diäten zunutze, Diäten mit hohem Fettgehalt (z. B. Atkins-Diät). Wegen des erhöhten Arterioskleroserisikos sind sie jedoch strikt abzulehnen.

Abbau von Muskelgewebe (Körpereiweiß). Jede Reduktionskost baut – leider – nicht nur Fett, sondern auch Eiweiß im Körper ab. Nachweisen lässt sich diese Auswirkung daran, dass im Urin mehr Stickstoff ausgeschieden als dem Körper zugeführt wird (negative Stickstoffbilanz). Die negative Stickstoffbilanz ist zu Beginn einer hypokalorischen Kost relativ ausgeprägt und nimmt im Laufe von Tagen und Wochen ab. Sie setzt sich jedoch so lange fort, wie das Gewicht abnimmt. Die Zufuhr von biologisch hochwertigem Eiweiß wie tierischen Proteinen oder bestimmten Kombinationen aus Eiweißen pflanzlichen und tierischen Ursprungs sowie ausreichende Kohlenhydratzufuhr minimieren den Eiweißabbau. Es gilt daher die Regel: Der Patient soll mindestens 50 g hochwertiges Eiweiß und mindestens 100 g komplexe Kohlenhydrate zu sich nehmen.

Abbau von Muskelfett. Triglyzeride zwischen den Muskelzellen und in den Muskelzellen werden mit für die Insulinresistenz des Adipösen verantwortlich gemacht (Kapitel 7.1). Diese Fettdepots werden durch Gewichtsabnahme ebenfalls vermindert; die Insulinsensitivität nimmt zu.

Abnahme des Grundumsatzes. Da die Muskelmasse unter einer Reduktionskost abnimmt, wird auch der Grundumsatz vermindert; beide Größen sind eng miteinander verflochten. Der Muskelschwund ist nämlich nicht unerheblich: Eine Gewichtsabnahme von 10 kg beinhaltet üblicherweise eine Abnahme der Muskulatur um 3 kg und eine Reduktion des Grundumsatzes um ca. 200 kcal/Tag. Oder relativ formuliert: Eine Gewichtsreduktion von 10 bzw. 20 kg vermindert den Grundumsatz um 15 bzw. 20% (Abb. 8.3). Wer daher

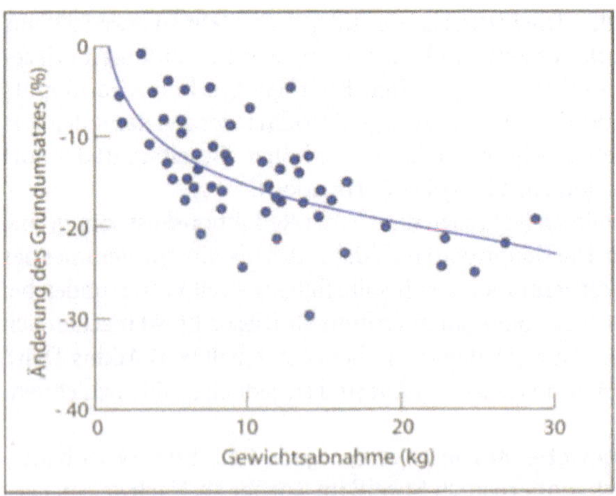

Abb. 8.3. Abnahme des Grundumsatzes unter Reduktionskost. Metaanalyse von 28 Studien. (Nach Prentice et al. 1991)

ausschließlich alimentär sein Gewicht langfristig reduzieren will, muss wissen, dass er, um das Energiedefizit aufrechtzuerhalten, immer weniger essen muss. Welch ein Anspruch! An dieser Erkenntnis geht leider keine alimentäre Therapie vorbei. Sie erklärt auch, weshalb so viele „Diäten“ scheitern. Dieser Anpassungsmechanismus existiert auch bei Gewichtszunahme. Dabei werden nicht nur die Fett-, sondern auch die Muskelmasse sowie der Grundumsatz erhöht. Wer eine stete Gewichtszunahme erzielen will, muss auch immer mehr essen. Ausgedrückt werden diese Adaptationsmechanismen durch die immer wieder bestätigte sog. *Set-point-Theorie*. Sie besagt, dass der Körper eines jeden Menschen ein „vorgegebenes“ Gewicht hat. Versucht man es zu ändern, greifen kompensatorische Mechanismen (Leibel et al. 1995). Einen Ausweg aus diesem Dilemma bietet die Bewegungstherapie (s. unten).

Jede Reduktionskost bewirkt einen Abbau von Körpereiweiß und eine Verminderung des Energieverbrauches.

Welche Hauptnährstoffe sollten zur Gewichtsreduktion hinsichtlich der Menge modifiziert werden?

Das *Motto* zur Ernährung bei Gewichtsreduktion lautet:
- fettarm (das war schon immer so),
- kohlenhydratbetont,
- eiweißreich (das ist die neue Botschaft),
- reich an Ballaststoffen und Mikronährstoffen (was eine an komplexen Kohlenhydraten reiche Kost gewährleistet).

Diese Ernährungsprinzipien lassen sich in einer ausgewogenen, energiereduzierten Mischkost entsprechend den Empfehlungen der Deutschen Gesellschaft für Ernährung umsetzen. Diese Kost ist wenig spektakulär, unterscheidet sich grundsätzlich von Wunder- und Crash-Diäten, ist effektiv, überall verfügbar, sicher und kostengünstig.

Fettreduktion. Verschiedene Erhebungen zeigen, dass in Deutschland durchschnittlich ca. 125 g Fett pro Tag konsumiert wird. Eine Reduktion auf 60 g vermindert das Gewicht durchschnittlich um 4 kg; wer mehr Fett isst, kann mit einer Fettreduktion natürlich mehr abnehmen. Eine fettarme Kost ist auch zur Gewichtserhaltung zu empfehlen. Bei der Schulung von Adipösen sollte daher die Vermittlung von Kenntnissen über fettarme Lebensmittel und nicht der Energiegehalt („Kalorienzählen“) im Vordergrund

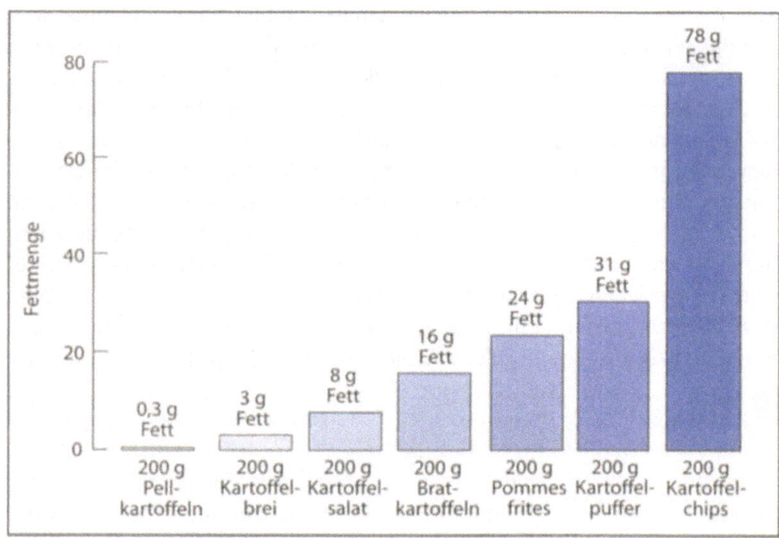

Abb. 8.4. Unterschiedliche Zubereitung von Kartoffeln mit 250fach differierendem Fettgehalt. (Mod. nach Sailer)

stehen. In Kantinen, Kliniken und Lehrküchen sollte das Büfett den Fettgehalt von Lebensmitteln und Speisen ausweisen.

Der Fettgehalt von Speisen hängt nicht nur mit dem verwendeten Nahrungsmittel zusammen, sondern mit dessen Zubereitung. Wie aus einer extrem fettarmen Kartoffel ein fettreiches Essobjekt werden kann, zeigt die Abb. 8.4 eindrucksvoll. Kartoffelbrei enthält bereits 10-mal und Kartoffelchips enthalten 200-mal mehr Fett als Pellkartoffeln!

Kohlenhydratreiche Kost. Die Empfehlung zur vermehrten Aufnahme von komplexen Kohlenhydraten hat 2 Gründe, die sich forschungsmäßig in den letzten Jahren herauskristallisierten: Kohlenhydrate werden kaum in Depotfett umgewandelt, und Kohlenhydrate sättigen. Die zweite „gute" Eigenschaft der Kohlenhydrate betrifft ihren Sättigungswert. Eine hypokalorische Ernährung scheitert zwangsläufig, wenn sie nicht ausreichend sättigt. Kohlenhydrate sättigen sehr viel schneller und anhaltender als Fette. In langfristigen Studien war die fettarme/kohlenhydratliberale Kost einer energiereduzierten Mischkost ebenbürtig bzw. überlegen. Abgesehen vom Gewichtsabnahmeeffekt ist sie weniger aufwändig und bietet mehr Lebensqualität (Shah et al. 1994).

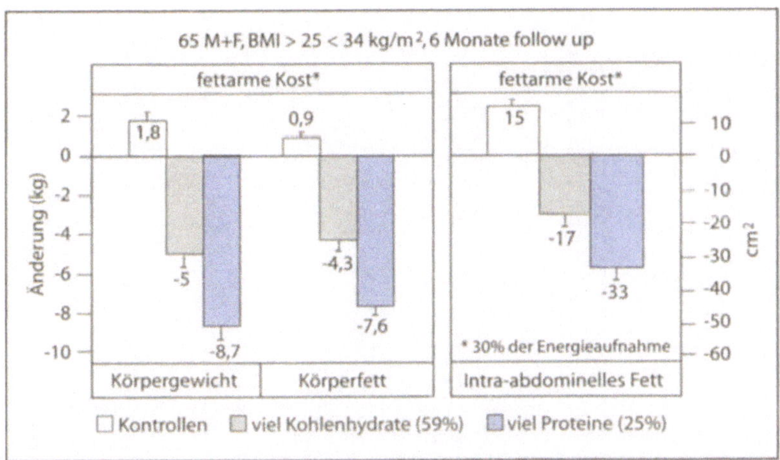

Abb. 8.5. Auswirkungen einer eiweißreichen (25% der Gesamtenergie) und kohlenhydratreichen Kost (59% der Gesamtenergie) auf das Körpergewicht, das Körperfett und das viszerale Fett. Alle Probanden erhielten eine fettarme Kost mit 30% der Gesamtenergieaufnahme. (Nach Skow et al. 1999)

Eine Kost, arm an Fett und reich an komplexen Kohlenhydraten, ist *keine Diät,* sondern eine lebenslang akzeptierbare Ernährungsweise.

Eiweißreiche Kost. Eiweiß sättigt noch stärker als Kohlenhydrate, und bei der Umwandlung von Nahrungseiweiß in Depot- (Struktur-)Eiweiß wird viel Energie verbraucht. Neuere Studien zeigen, dass man mit einer eiweißreichen Kost mehr an Gewicht abnehmen kann als mit einer kohlenhydratreichen Ernährung; zudem werden kardiovaskuläre Risikofaktoren günstiger beeinflusst (Abb. 8.5; Skow et al. 1999). Da eine eiweißreiche Kost bei landesüblicher Ernährung gleichzeitig auch fettreich ist (z. B. Wurst, Käse), sind hinsichtlich der Akzeptanz Grenzen gesetzt. Bewältigen kann man das Problem mittels Formuladiäten, die allerdings nur eine begrenzte Indikation haben (s. unten).

8.3.2 Empfohlene Kostformen zur Gewichtsreduktion

Man muss kein Ernährungsexperte sein, um von einer Vielzahl von „Diäten“ gehört zu haben. Viele Adipöse haben mehr als ein Dutzend davon auspro-

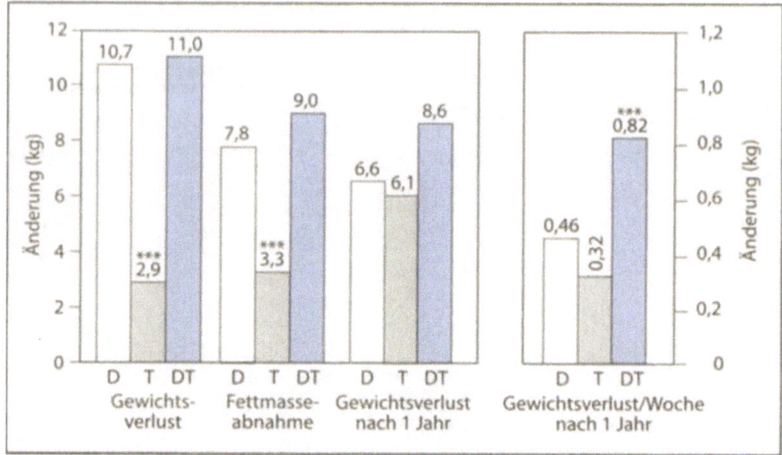

Abb. 8.6. Vergleich von Reduktionskost (*D*), Bewegungstherapie (*T*) und einer Kombination beider Therapien (*DT*) hinsichtlich der Abnahme von Körpergewicht und Körperfett; Metaanalyse von 493 Studien (Miller et al. 1997)

biert und wieder aufgegeben. Hilfreich zur Beurteilung sollen die oben gemachten Ausführungen im Kapitel 8.3.1 sein und vor Wunderdiäten schützen. Zur Therapie von Adipösen sollte man Reduktionsdiäten mit unterschiedlichem Energiegehalt verwenden – individuell auf das Therapieziel und die Bereitschaft des Patienten abgestimmt. Das oben erwähnte Prinzip der Fettreduktion beinhaltet – je nach Fettreduktion – natürlich auch eine Energiereduktion. Bei weitgehend unveränderter Kohlenhydrat- und Eiweißzufuhr beinhaltet eine fettreduzierte Ernährung mit 60 g eine Kost mit ca. 2.000 kcal/Tag. Sie ist geeignet zur langsamen Gewichtsabnahme, zur Gewichtserhaltung und zur Prävention der Adipositas.

Was man mit einer Reduktionskost hinsichtlich Gewicht- und Fettabnahme erreichen kann, zeigen Metaanalysen am besten. Eine Reduktionskost ist einer Bewegungstherapie hinsichtlich des kurzfristigen Therapieerfolges überlegen; nach einem Jahr bestehen allerdings keine Unterschiede mehr (Abb. 8.6). Am besten ist eine Kombination aus Reduktionskost und vermehrter Bewegung.

Moderate hypokalorische Kost

Hierunter werden Kostformen mit einem Energiegehalt >800 kcal/Tag verstanden. Die Obergrenze ist nicht festgelegt. Je nach Energiebedarf und

Tabelle 8.1. Grundzüge einer hypokalorischen Kost (Standardempfehlung)

Therapie der Adipositas: Prinzipien der Reduktionskost		
Energiegehalt:	–	Hypokalorisch mit 1.000–2.000 kcal/Tag <1000 kcal/Tag in Ausnahmefällen
Nährstoff-Zusammensetzung:	–	Fettarm (Fett: hohe Energiedichte, schmackhafte geringe Sättigung, geringer Energieverlust bei Metabolisierung)
	–	Kohlenhydratreich (komplexe KH) (KH: gute Sättigung, kaum Umwandlung in Fett)
	–	Eiweißreich (Protein: beste Sättigung, besserer Stoffwechseleffekt, höchster Energieverlust bei Metabolisierung
Sonstige Prinzipien:	–	Ballaststoffreich, vollwertig

beabsichtigter Gewichtsabnahme sollte sie zwischen 1.000 und 2.000 kcal/Tag betragen. Die Ernährung kann in Form einer konventionellen Mischkost, einer Formuladiät oder einer Kombination aus beiden Ernährungsformen erfolgen.

Mischkost. Diese Kostform ist der weltweite „Standard". Mit ihr sollte grundsätzlich bei jeder Gewichtsreduktion begonnen werden. Sie ist nicht spektakulär, aber effizient, evaluiert und langfristig bei richtiger Anwendung erfolgreich. Es handelt sich um keine Diät, d. h. Konsum von unüblichen Nahrungsmitteln für einen begrenzten Zeitraum, sondern um eine im Vergleich zur landesüblichen Kost leicht modifizierte Ernährungsweise. Die Grundprinzipien sind in Tabelle 8.1. festgehalten. Einzelheiten sind an anderer Stelle aufgeführt (Wirth 2000). Eine so zusammengesetzte Mischkost kann lebenslang eingehalten werden; sie entspricht damit den therapeutischen Anforderungen. Unterhalb eines Energiegehaltes von 1.000 kcal/Tag ist eine Mischkost in der Regel defizitär an Mikronährstoffen. Bei einer Anwendung >4 Wochen sollte daher eine Substitution zumindest mit Vitaminen (Multivitaminpräparat), bei bestimmten Krankheiten auch mit Mineralien erfolgen.

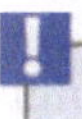

Eine fettarme energiereduzierte Mischkost ist der alimentäre Standard einer Gewichtsreduktion.

Indikationen. Langfristige moderate Gewichtsabnahme, Gewichtserhaltung nach Gewichtsabnahme, Prävention der Adipositas.

Kontraindikationen. Schwangerschaft, Stillzeit, instabile Angina Pectoris, akute Erkrankung unterschiedlicher Genese, schwere Allgemeinerkrankung.

Kontrolluntersuchungen. Bei einem Energiegehalt >1.000 kcal/Tag ist grundsätzlich keine ärztliche Überwachung notwendig. Kontrolliert werden müssen evtl. bestehende Begleitkrankheiten wie Diabetes und Hypertonie, da es zu einem deutlichen Abfall des Blutzuckers bzw. Blutdrucks kommen kann. Kostformen mit <1.000 kcal/Tag werden wie eine VLCD kontrolliert (s. unten).

Beurteilung. Weltweit wird zur Gewichtsreduktion von Ernährungsexperten eine hypokalorische und fettarme Mischkost empfohlen. Ihre Vorteile sind: ausreichende Versorgung mit hochwertigem Eiweiß, keine Defizite hinsichtlich Mikronährstoffen, bekömmlich, schmackhaft, überall verfügbar, sättigend und preiswert. Da man im Mittel nur 4 kg Gewicht abnehmen kann, sind oft weitere Therapieprinzipien erforderlich.

Extrem niedrigkalorische Diäten („very low calory diet"=VLCD)

Formuladiät. Formuladiäten („Trinkdiäten", „Astronautenkost") als Ernährungsersatz müssen der EU-Richtlinie entsprechen. Sie enthalten mindestens 50 g Eiweiß, 100 g Kohlenhydrate und ausreichend Mikronährstoffe (Vitamine, Mineralien, Spurenelemente). Einige Formuladiäten werden im Verbund mit einem multifaktoriellen Programm zur Gewichtsreduktion angeboten (z. B. Optifast, Insumed, Treffpunkt-Diät, Etappenprogramm, s. Kapitel 8.9). Sie werden in der Regel 3-mal täglich in Form von Getränken, Suppen, Riegeln usw. verabreicht und sind als komplette Ernährung gedacht. Es können aber auch nur 1 oder 2 Hauptmahlzeiten ersetzt werden. In diesem Fall sind sie eine Nahrungsergänzung; sie unterliegen damit dem § 14b der Diätverordnung.

Der Ersatz von einer oder zwei Hauptmahlzeiten durch eine Formuladiät ist in Sondersituationen durchaus praktikabel. Fernfahrer z. B. haben bezüglich der Ernährung meist eine miserable Lebensqualität; dennoch sind fast alle adipös. Viele essen mittags die fettreiche und meist überteuerte Kost in einem Autobahnrestaurant (z. B. Currywurst oder Pommes frites mit Mayonnaise) oder machen sich im Lastwagen eine Dose warm. Sie können sich auch eine Formuladiät in Form einer Suppe oder eines Drinks zurechtmachen. Dieser ist im Vergleich zu ihren Alternativen arm an Fett, reich an Eiweiß, reich an Mikronährstoffen, preisgünstig und sättigend – und manche schmecken auch.

Indikationen. VLCDs sind a) zur schnellen Gewichtsreduktion vor Operationen, b) zur raschen Behebung von Gesundheitsstörungen (z. B. Schlafapnoe), c) und bei Scheitern einer energie- bzw. fettreduzierten Kost.

Kontraindikationen. Diabetes mellitus Typ 1, konsumierende Erkrankungen, akute Infektionen, akuter Herzinfarkt, instabile Angina Pectoris, Apoplex, Herzrhythmusstörungen, schwere Leber- und Niereninsuffizienz, Psychosen, Schwangerschaft, Stillperiode, Kindes- und Jugendalter.

Nebenwirkungen und Komplikationen. Wer kommerzielle Formuladiäten verwendet, muss selten mit bedrohlichen Komplikationen aufgrund der erheblichen katabolen Stoffwechsellage rechnen. Die Formuladiäten sind zwar defizitär an Makronährstoffen, nicht jedoch an Mikronährstoffen. Bei Verwendung einer Mischkost für mehr als 4 Wochen ist die Substitution mit Vitaminen und Mineralien erforderlich (Multivitaminpräparat mit Kalzium).

Extrem niedrigkalorische Diäten (VLCDs) haben nur bestimmte Indikationen.

Kontrolluntersuchungen. Je nach Begleitkrankheit sollten etwa wöchentlich Blutdruck, Blutzucker, Elektrolyte, Harnsäure, EKG und ggf. Blutgasanalyse bestimmt werden. Vorsicht ist geboten bei Hypertonikern und Diabetikern mit blutdruck- bzw. blutzuckersenkenden Pharmaka; eine Dosisreduktion der Medikamente ist fast immer erforderlich.

Beurteilung. Eine VLCD hat ihren Platz im Therapierepertoire bei gegebener Indikation. Ärztlicherseits sollte die Indikation gestellt und die Therapie kontrolliert werden. Sie sollte nicht länger als 3 Monate (als Monotherapie) verwendet werden; als Ersatz einer Hauptmahlzeit ist sie unbegrenzt durchführbar. Formuladiäten werden von vielen Ernährungsexperten kritisiert, da sie zum einen grundsätzlich entbehrlich seien und zum anderen keine Umstellung des Essens und Essverhaltens bewirkten. Schließlich esse der Patient etwas, was mit der alltäglichen Ernährung nichts zu tun habe. Befürworter einer VLCD wenden ein, dass eine radikale Umstellung der

Ernährung einfacher sei als eine Modifikation. Eine rasche Gewichtsabnahme motiviere zudem den Patienten.

8.3.3 Nicht empfohlene Kostformen zur Gewichtsreduktion

Totales Fasten - Nulldiät

Fasten als Bestandteil des Lebensstil ist in fast allen Kulturen zu finden; es hat als kulturelles Ritual jedoch nichts mit der Adipositastherapie zu tun. Fasten zur Gewichtsreduktion ist vorwiegend in Mitteleuropa verbreitet, in vielen Industrieländern ist diese Methode längst verlassen worden - weshalb?

Zweifelsohne kann man durch Fasten am schnellsten Gewicht verlieren, keine Methode liefert ein größeres Energiedefizit. Abgebaut wird jedoch nicht nur viel Depotfett, sondern auch viel Muskulatur. Der erhebliche Katabolismus von Skelettmuskulatur lässt nicht nur die Leistungsfähigkeit sinken, sondern auch den Grundumsatz. Der Abbau von Myokardstrukturen kann mit lebensgefährlichen Rhythmusstörungen einhergehen; Todesfälle sind beschrieben worden. Die Ketonämie mit metabolischer Azidose, Hyperurikämie, negativer Bilanz von Elektrolyten, Vitaminen und Spurenelementen kann zu einer Reihe von Komplikationen führen: Hypotonie, Herzrhythmusstörungen, Nephrolithiasis und Nierenversagen. Man darf nicht vergessen, dass eine katabolen Stoffwechsellage nahezu alle Substrate und Hormone tangiert und vermutlich keine Selbstreinigung des Körpers, sondern einen Stoffwechselstress bewirkt.

Fasten als Therapie macht noch aus einem anderen Grund keinen Sinn: Wer gar nichts isst, stellt seine Ernährung nicht um. Die Gewichtsreduktion kann daher nur in Form von immer wiederkehrenden Fastenkuren erfolgen. Ein Auf und Ab des Körpergewichtes ist vorprogrammiert. Gegen einen Fastentag ist allerdings nichts einzuwenden.

Totales Fasten (Nulldiät) ist metabolischer Stress – und therapeutisch obsolet!

FdH

Plausibler mag das Motto „Friss die Hälfte" erscheinen. Eine FdH-Reduktionskost ist allerdings eine Mangelernährung an Vitaminen, Elektrolyten und Spurenelementen. Es muss daher dringend von einer längeren Anwendung abgeraten werden. Die meisten Patienten geben diese Methode ohnehin bald von selbst auf, da sie natürlich hungrig macht. Nur jemand, der regelmäßig über die Sättigung hinaus gegessen hat, kann mit dieser Methode zurechtkommen.

Crash- und Außenseiterdiäten
Die Palette von Sonder- und Wunderdiäten, meist mit besonderem Heilanspruch, ist lang und wird nahezu wöchentlich verlängert. Für Laien ist es schwierig oder gar unmöglich, sich in dieser Vielfalt zurechtzufinden. Auch für Experten ist eine Beurteilung mitunter schwierig, da sie wissenschaftlich nicht evaluiert sind. Eine Abhandlung jeder einzelnen in Deutschland gebräuchlichen Außenseiterdiät sprengt den Rahmen dieses Büchleins; es wird daher auf die Spezialliteratur verwiesen (Sailer 1994).

Außenseiterdiäten sind an folgenden Prinzipien zu erkennen:

- Propagierung eines frappierenden Wirkprinzips (Heilslehre),
- einseitige Nährstoffrelation.

Fettreiche Diäten. Zum Beispiel Atkins-Diät, Fettdiät nach Dr. Felix. Sie fördert die Arteriosklerose.

Trennkostdiäten. z. B. Haysche-Trennkost, Fit for Life. Ihrer Philosophie zufolge sind Eiweiß und Kohlenhydrate nicht gleichzeitig verwertbar, was wissenschaftlich nicht haltbar ist. Bereitet ein mit Schinken (Eiweiß) belegtes Brot (Kohlenhydrate) Probleme bei der Verdauung?

Extrem eiweißarme Diäten. Zum Beispiel Salat-, Gemüse- und Getreidediäten, Bier- und Weindiät.

Extrem kohlenhydratreiche Diäten. Zum Beispiel Brotdiät nach Prof. Menden, F.-X. Mayer-Kur, Schroth-Kur. Diese Diäten sind defizitär hinsichtlich der Eiweißversorgung; bei der Schrothkur wird zudem reichlich Alkohol konsumiert!

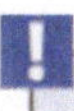

Crash- und Außenseiterdiäten sind spektakulär oder esoterisch, jedoch defizitär und einseitig und nicht zum langfristigen Abnehmen geeignet.

8.3.4
Folge- und Begleitkrankheiten bessern sich durch eine Reduktionskost

Da bestimmte Krankheiten Folgen der Adipositas sind, werden sie durch Gewichtsreduktion gebessert oder beseitigt. Hierzu sind in den letzten Jahren unzählige Studien durchgeführt worden, deren Ergebnisse hier krankheitsbezogen auszugsweise wiedergegeben werden.

Um einen generellen Eindruck zu erhalten, soll eine Studie besonders erwähnt werden, weil sie nicht nur 4.000 Patienten einschloss, sondern auch zu einer deutlichen Gewichtsabnahme von 21 kg bei Frauen und 30 kg bei Männern führte (Kirschner et al. 1988). Die Patienten erhielten eine Formuladiät mit multifaktorieller Intervention über insgesamt 14 Wochen. Alle kardiovaskulären Risikofaktoren hatten sich dramatisch verbessert, 2/3 von ihnen waren verschwunden (Abb. 8.7).

4.288 morbid Adipöse, Formuladiät mit 420 kcal/d
über 14 Wochen
Gewichtsabnahme: 30 kg ♂ und 21 kg ♀

Hypertonie (RR > 140/90): 41%	
o RR normalisiert, keine Pharmaka	71%
o RR normalisiert, weiterhin Pharmaka	12%
o RR weiterhin erhöht	17%
Diabetes mellitus (BZ > 140 mg%): 8%	
o Orale Antidiabetika abgesetzt	100%
o Insulintherapie abgesetzt	87%
o Insulindosis reduziert	10%
Hypercholesterinämie (> 250 mg%): 41%	
o Normalisiert durch Gewichtsabnahme	73%
o Niedriger, jedoch nicht normalisiert	27%
Hypertriglyzeridämie (> 170 mg%): 29%	
o Normalisiert durch Gewichtsabnahme	77%
o Niedriger, jedoch nicht normalisiert	23%

Abb. 8.7. Verbesserung bzw. Beseitigung von kardiovaskulären Risikofaktoren durch eine 14-wöchige multifaktorielle Behandlung unter Verwendung einer Formuladiät bei 4.026 Adipösen. Die Frauen hatten durchschnittlich 21 kg, die Männer 30 kg abgenommen (Kirschner et al. 1988)

Diabetes mellitus Typ 2

Was für die Ätiologie gilt, zeigt sich auch bei der Therapie: Keine adipositas-assoziierte Krankheit spricht so gut auf eine Reduktionskost an wie der Diabetes. Sinkt das Gewicht bei adipösen Diabetikern, sinken auch Blutzucker, Harnzucker, HbA_{1c} und der Bedarf an oralen Antidiabetika und Insulin. Diese Tatsache ist Ärzten seit langem bekannt und wurde schon vor dem 20. Jahrhundert als Therapeutikum genutzt.

Neu ist an dieser Erkenntnis nur, dass wir heutzutage einige der zugrunde liegenden Mechanismen des verbesserten Kohlenhydratstoffwechsels kennen. Unter einer Reduktionskost fallen die Insulin- und C-Peptidspiegel. Die Insulinresistenz wird gebessert bzw. verschwindet, was in sog. Glukose-Clamp-Studien bewiesen werden konnte. Es wird nicht nur die Glukoseaufnahme in der Skelettmuskulatur gesteigert (Abb. 8.8), sondern auch die bei Insulinresistenz vermehrte hepatische Glukoseproduktion verringert. Verantwortlich für die verbesserte Insulinsensitivität ist weniger ein Anstieg der Anzahl der Insulinrezeptoren als vielmehr die Zunahme von Glukosetransportern (GLUT-4). Diese Eiweißstrukturen sorgen für die Einschleusung von Glukose ins Zellinnere und deren Abbau zur Energiegewinnung oder Speicherung als Glykogen.

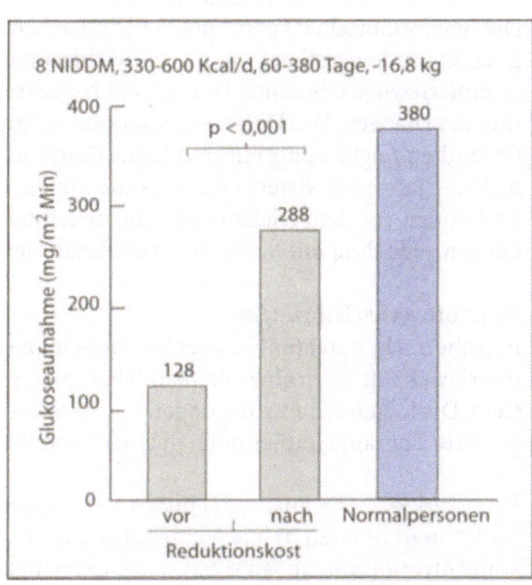

Abb. 8.8. Glukoseaufnahme (euglykämischer Clamp) bei adipösen nichtinsulinpflichtigen Diabetikern vor und nach Gewichtsreduktion (Henry et al. 1986)

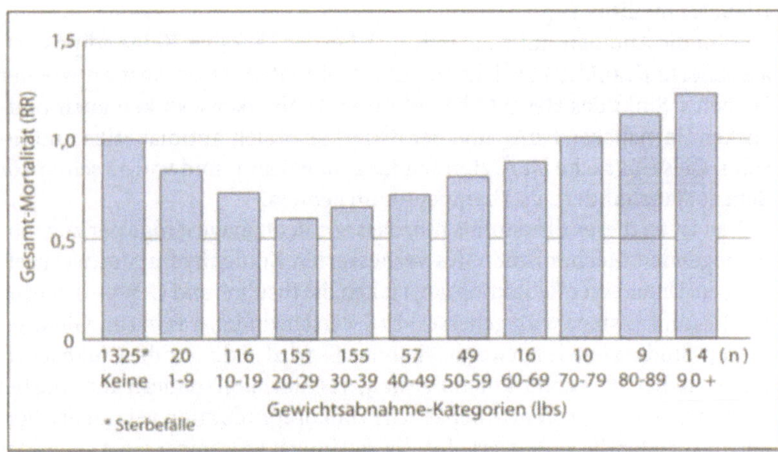

Abb. 8.9. Auswirkungen einer Gewichtsreduktion bei 4.970 Diabetikern in der Cancer Prevention Study I (Williamson et al. 2000). Die Gesamtmortalität wurde in 12 Jahren um 25%, die kardiovaskuläre um 25% vermindert

Wenn Diabetiker Gewicht abnehmen, sinkt auch ihre Sterblichkeit (Abb. 8.9). Die Gesamtmortalität konnte um 25%, die kardiovaskuläre Mortalität um 28% gesenkt werden; optimal war eine Gewichtsabnahme von 9–14 kg.

Eine Gewichtsabnahme ist auch ein hervorragendes Mittel zur Prävention des Diabetes. Das Diabetes Prevention Program (2002) und andere große Studien zeigten, dass eine moderate Gewichtsabnahme von ca. 4 kg über mehrere Jahre die Neuerkrankungsrate um die Hälfte reduziert. Um einen Probanden vor dem Diabetes zu schützen, mussten nur 7 ihren Lebensstil ändern, jedoch 14 mit Metformin behandelt werden.

Fettstoffwechselstörungen

In Anbetracht potenter Lipidsenker muss man sich fragen, ob eine Reduktionskost heute noch eine adäquate Therapieform von Lipidstörungen darstellt. Die folgenden Ausführungen machen deutlich, dass bei Adipösen die primäre Therapie immer noch in einer Gewichtsreduktion besteht.

Triglyzeride. Die ausgeprägtesten Veränderungen im Fettstoffwechsel findet man bei den Triglyzeriden. Im Durchschnitt nimmt die Serumkonzentration um 20–50% bei 10 kg Gewichtsabnahme ab (Tabelle 8.2).

Tabelle 8.2. Lipide und weitere kardiovaskuläre Risikofaktoren vor und nach einer 4-wöchigen Reduktionskost mit 700 kcal/Tag bzw. Reduktionskost plus Training (1 h/Tag). Signifikante Differenzen (*=p<0,05, **=p<0,01; Wirth et al. 1989)

	Reduktionskost (R)			Reduktionskost + Training (R+T)			
	Vor Therapie	Nach Therapie	Änderung	Vor Therapie	Nach Therapie	Änderung	R vs. R+T
Gesamtcholesterin [mg %]	223 ± 43	168 ± 25**	-24%	233 ± 43	176 ± 36**	-25%	n.s
LDL-Cholesterin [mg %]	148 ± 42	108 ± 23**	-27%	153 ± 37	113 ± 33**	-26%	n.s
HDL-Cholesterin [mg %]	43 ± 10	38 ± 8**	-13%	43 ± 13	43 ± 8**	-0%	<0,05
Triglyzeride [mg %]	160 ± 104	108 ± 43**	-32%	190 ± 113	98 ± 20**	-49%	<0,05
Glukose [mg %]	91 ± 13	79 ± 8**	-13%	98 ± 23	77 ± 10**	-22%	n.s
Systolischer Blutdruck [mmHD]	130 ± 11	124 ± 12**	-4%	135 ± 14	123 ± 13**	-10%	n.s
Diastolischer Blutdruck [mmHD]	87 ± 9	84 ± 8**	-4%	90 ± 9	82 ± 9**	-9%	n.s

Patienten mit sehr hohen Triglyzeridwerten reagieren auf eine Gewichtsabnahme oft mit einem regelrechten Triglyzeridsturz.

HDL-Cholesterin. Dieses Lipoprotein steigt unter einer Reduktionskost meist um 10–20% an. Ist das Energiedefizit hoch und die Gewichtsreduktion rasch, fällt das HDL-Cholesterin zunächst ab. Nimmt der Patient mehr als 1 kg pro Woche ab, fällt das HDL-Cholesterin, beträgt die Gewichtsabnahme weniger als 1 in Wochen steigt es. Bei Gewichtskonstanz nach Gewichtsabnahme steigt das HDL-Cholesterin immer.

Gesamt- und LDL-Cholesterin. Diese beiden Lipidfraktionen sinken üblicherweise um 10–30% (s. Tabelle 8.2). Wie bei allen Lipiden sind die Veränderungen dann am ausgeprägtesten, wenn der Ausgangswert besonders pathologisch war.

Small dense LDL. Durch Gewichtsreduktion verringert sich die Masse der kleinen dichten LDL-Partikel; dadurch sinkt das kardiovaskuläre Risiko.

Freie Fettsäuren und andere Lipidparameter. Freie Fettsäuren und freies Glyzerin steigen bei schneller Gewichtsreduktion an, nach erfolgter Gewichtsabnahme sind sie niedriger als vorher. Sie sind Spaltprodukte von Triglyzeriden im Fettgewebe. Apoproteine ändern sich analog den sie transportierenden Lipoproteinen: Apo A-I steigt an, und Apo B nimmt ab. Lp(a) wird durch eine Reduktionskost nicht beeinflusst.

Störungen der Hämostase

Auch die thrombogenen und antifibrinolytischen Effekte der Adipositas werden durch Gewichtsabnahme korrigiert. Die Plasmakonzentration von Fibrinogen ändert sich unter Gewichtsreduktion allerdings nur, wenn die Gewichtsreduktion länger als 3 Monate dauert. Plasminogen-Aktivator-Inhibitor-1 und Faktor VII werden schon nach einigen Wochen unter einer Reduktionskost vermindert (Rissanen et al. 2001).

Hypertonie

Unter einer hypokalorischen Kost nimmt der Blutdruck bereits innerhalb eines Tages ab. Verantwortlich für diesen schnellen Effekt ist die vermehrte Natriumausscheidung und der damit verbundene Wasserverlust. Im weiteren Verlauf mit Reduktion der Fettmasse greifen andere Mechanismen. Bekannt

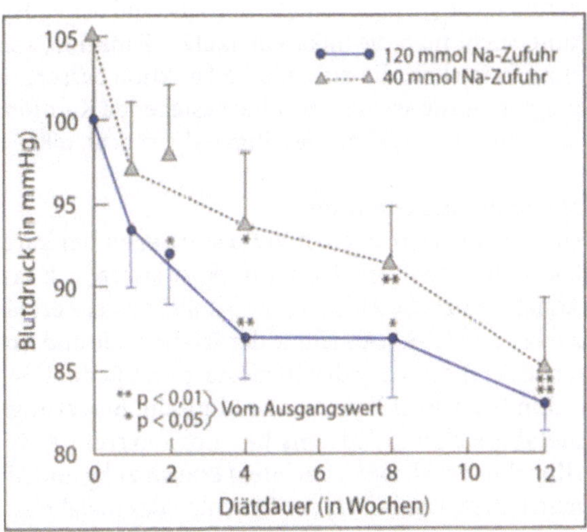

Abb. 8.10. Auswirkungen einer Gewichtsreduktion von 20 kg auf den mittleren Blutdruck bei 25 Adipösen, von denen die Hälfte hypertensiv war. Eine Reduktionskost mit normalem Salzgehalt und eine mit nur 40 mmol/Tag reduzierten den Blutdruck ähnlich (Tuck et al. 1981)

ist, dass die sympathische Aktivität abnimmt, was sich an einer Abnahme der Herzfrequenz einfach feststellen lässt. Eine Reduktionskost ist die effektivste nichtmedikamentöse Maßnahme zur Blutdrucksenkung, wirkungsvoller als z. B. eine Salzrestriktion.

In einer wegweisenden Untersuchung haben Tuck et al. (1981) überzeugend nachgewiesen, dass die Reduktion des Gewichts und nicht die mit einer Reduktionskost einhergehende Verminderung der Salzaufnahme den Blutdruck senkt (Abb. 8.10).

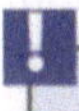

10 kg Gewichtsabnahme reduziert den systolischen Blutdruck um etwa 15 mmHg und den diastolischen Blutdruck um etwa 10 mmHg.

Ebenso bedeutsam wie die Abnahme des Blutdruckes ist die Rückbildung einer linksventrikulären Hypertrophie. Da Blutdruck, Vorlast, Schlagvolumen und Herzfrequenz abnehmen, wird auch die Dicke des interventrikulären Septums und der linksventrikulären Hinterwand reduziert; die linksventrikuläre Muskelmasse nimmt ab (Wirth u. Kröger 1995).

Die linksventrikuläre Masse nimmt auch deshalb ab, weil die Durchmesser verschiedener Herzhöhlen kleiner werden. Am linken Ventrikel nehmen vor allem der enddiastolische und der endsystolische Diameter ab. Untersucht man die linksventrikuläre Funktion, kann man eine Verbesserung feststellen; die diastolische Funktion bessert sich in der Regel ausgeprägter als die systolische. Eine bestehende Kardiomyopathie bei Adipositas wird gebessert bzw. beseitigt (Alpert et al. 1985).

Metabolisches Syndrom

Die oben beschriebenen Verbesserungen bei kardiovaskulären Risikofaktoren durch eine Reduktionskost lassen sich fast sämtlich durch eine Abnahme bzw. Beseitigung der Insulinresistenz erklären: Senkung von Blutzucker und HbA_{1c}, Abnahme der Triglyzeride und Anstieg des HDL-Cholesterins, Verbesserung der Hämostase und Reduktion des Blutdrucks.

Eindrucksvoll konnte eine klinische Besserung von Krankheiten des metabolischen Syndroms bei 4.026 extrem Adipösen gezeigt werden (Kirschner et al. 1988). Nachdem Frauen 21 kg und Männer 30 kg abgenommen hatten, war bei 2/3 der Patienten das metabolische Syndrom vollkommen verschwunden; die meisten waren zu diesem Zeitpunkt immer noch adipös (s. Abb. 8.7).

Das metabolische Syndrom bessert sich dramatisch unter Gewichtsreduktion – kein Pharmakon kann hier mithalten.

Koronare Herzkrankheit

Ob und wie sich die koronare Herzkrankheit (KHK) durch Gewichtsabnahme ändert, kann nur epidemiologischen Studien entnommen werden. Die besten Daten hierzu stammen aus der Nurses' Health Study (Willet et al. 1995); die Teilnehmerinnen waren bei Studieneinschluss alle herzgesund. Untersucht wurde sowohl die Gewichtsabnahme als auch die Gewichtszunahme (Abb. 8.11). Über einen Zeitraum von 14 Jahren hatten nur wenige Krankenschwestern Gewicht abgenommen; deshalb konnte auch keine Unterscheidung zwischen Normal- und Übergewichtigen gemacht werden. Verlässlicher sind die Angaben zur Gewichtszunahme. Mit jedem Kilogramm Gewichtszunahme stieg das KHK-Risiko um 3,1%. An der Entstehung einer KHK hatte das Übergewicht einen Anteil von 37%. Diese und andere Ergebnisse veranlassten die American Heart Association (1998), die Adipositas neu zu bewerten. Ihrer Einschätzung nach ist sie ein „major risk factor ... on a par with cigarette smoking, physical inactivity, and high blood cholesterol".

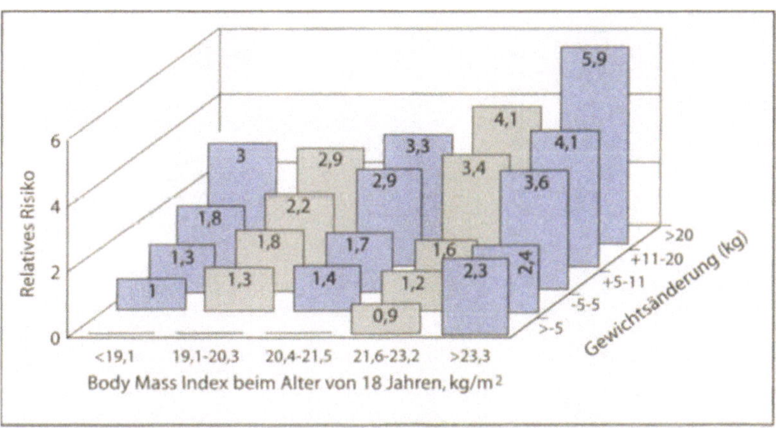

Abb. 8.11. Änderung des Risikos für die Entstehung einer koronaren Herzkrankheit durch Änderung des Gewichts in der Nurses' Health Study. Da im Beobachtungszeitraum von 14 Jahren nur wenige an Gewicht abnahmen, konnte keine detaillierte Auswertung vorgenommen werden. (Nach Willet et al. 1995)

Schlafapnoesyndrom

Die enge Vergesellschaftung von atmungsbedingten Schlafstörungen mit der Adipositas lässt vermuten, dass durch eine Gewichtsabnahme eine deutliche Besserung eintritt. Die Sauerstoffsättigung wird wesentlich besser und die Apnoe- und Hypopnoe-Episoden werden wesentlich seltener durch Gewichtsreduktion Abb. 8.12). Trotz der hervorragenden Ergebnisse existieren derzeitig in Kliniken mit einem Schlaflabor kaum effiziente Programme zur Gewichtsreduktion. Die Beatmungstherapie sollte daher kombiniert mit einer Gewichtsreduktion, aber nicht allein, begonnen werden. Nicht selten ist ein operativer Mageneingriff zur ausgiebigen und langfristigen Gewichtsabnahme erforderlich, da die verminderte Vigilanz konservative Therapieversuche in der Regel scheitern lässt.

! Durch eine Gewichtsabnahme von ca. 15 kg wird 1/3 der Patienten gebessert, 1/3 wird beschwerdefrei, und bei 1/3 tritt keine Änderung ein.

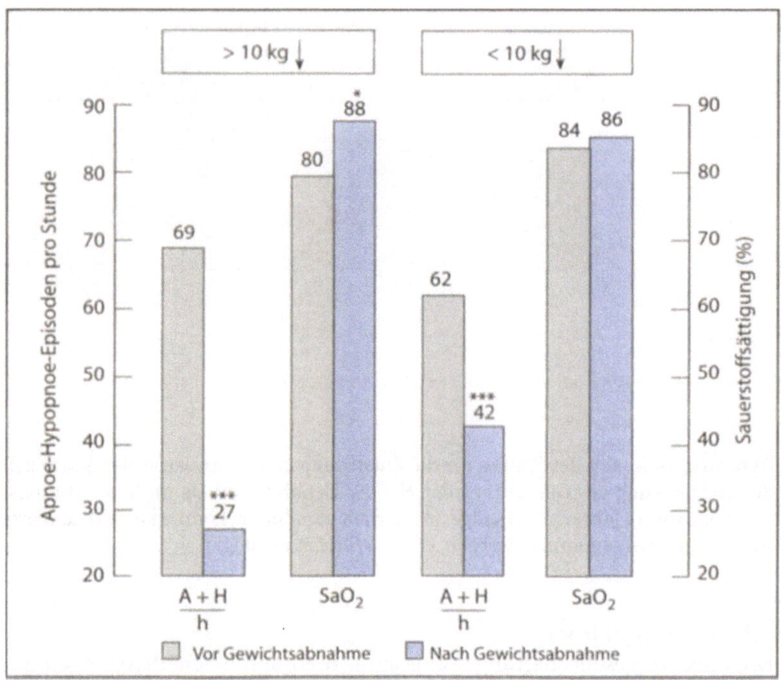

Abb. 8.12. Einfluss einer diätetischen Gewichtsreduktion auf die O_2-Sättigung und den Apnoe-Index bei adipösen Frauen und Männern mit deutlicher (*links*) und geringer (*rechts*) Gewichtsreduktion. (Nach Pasquali et al. 1990)

8.4 Nutzt die Bewegungstherapie Adipösen?

Bei therapeutischen Überlegungen zur Behandlung der Adipositas spielt die Bewegungstherapie derzeitig eine untergeordnete Rolle – zu Unrecht. Woher kommt das? Viele Patienten und Ärzte haben die Erfahrung gemacht, dass man nach ein- oder auch mehrmaliger körperlicher Belastung auf der Waage keine Gewichtsveränderung feststellen kann. Die Bedeutung der Bewegungstherapie liegt im Unterschied zur Reduktionskost jedoch vorwiegend in der Erhaltung der Gewichts nach einer Phase der Gewichtsreduktion.

Aus klinischer Sicht empfiehlt sich grundsätzlich die Kombination von Reduktionskost mit Bewegungstherapie. Beide Behandlungsmethoden wirken in vielerlei Hinsicht ähnlich, ihre Effekte ergänzen sich. Durch eine Kombinationstherapie wird nicht nur die Gewichtsabnahme beschleunigt und werden die Therapieeffekte hinsichtlich der Begleitkrankheiten verstärkt, sondern auch der langfristige Behandlungserfolg wird wesentlich erhöht.

Um eine Bewegungstherapie sinnvoll in das individuelle Behandlungskonzept integrieren zu können, bedarf es der Kenntnis von physikobiochemischen Auswirkungen, klinischen Effekten, Problemen und Komplikationen als auch von der Praktikabilität. Die Bewegungstherapie ist – wie eine medikamentöse oder diätetische Behandlung – eine spezifische Maßnahme mit vorhersehbaren Auswirkungen und sollte gezielt verordnet und überprüft werden.

8.4.1 Gewichtsabnahme und Gewichtserhaltung

Gewichtsreduktion. Wie schnell und ausgiebig jemand abnimmt, hängt vom belastungsinduzierten Energiedefizit ab. Je höher die Intensität, je länger die Dauer und je häufiger eine körperliche Anstrengung erfolgt, umso größer ist der Gewichtsverlust. Viele Studien zeigen, dass zur Reduktion von 5–10% des Körpergewichtes (übliches Ziel) eine alleinige Bewegungstherapie kein probates Mittel ist. Nur wer >1500 kcal pro Woche an Energie bewegungsbedingt verbrennt, kann den Gewichtsverlauf nach unten richten; für Adipöse bedeutet das >3 h Bewegung.

Gewichtserhaltung. Die Hauptbedeutung einer vermehrten Bewegung liegt bei der Prävention und bei der Gewichtserhaltung („weight maintenance"), dem eigentlichen Problem der Adipositastherapie. In Abb. 8.13 ist eine Untersuchung skizziert, die an 80 Adipösen durchführt wurde (Pavlou et al. 1989). Die Patienten erhielten während der Therapiephase über 8 Wochen entweder eine hypokalorische Mischkost oder eine Formeldiät; die Hälfte in jeder Gruppe wurde zusätzlich trainiert. Vermehrte Bewegung beschleunigte die akute Gewichtsabnahme um 20–30% (übliche Beobachtung). Der Therapiephase schloss sich eine Nachbeobachtungsphase über 18 Monate an, in der die Patienten das unter Anleitung Erlernte und Praktizierte ohne Supervision fortsetzen sollten. Überraschend stellte man fest, dass die „Diätgruppen" mehr als die Hälfte des zuvor verlorenen Gewichtes wieder zunahmen, während das bei den Trainingsgruppen nicht der Fall war.

Soll eine Bewegungstherapie erfolgreich sein, sollte sie nicht allein, sondern in der Gruppe, in der Familie, im Betrieb, mit Bekannten oder Freunden

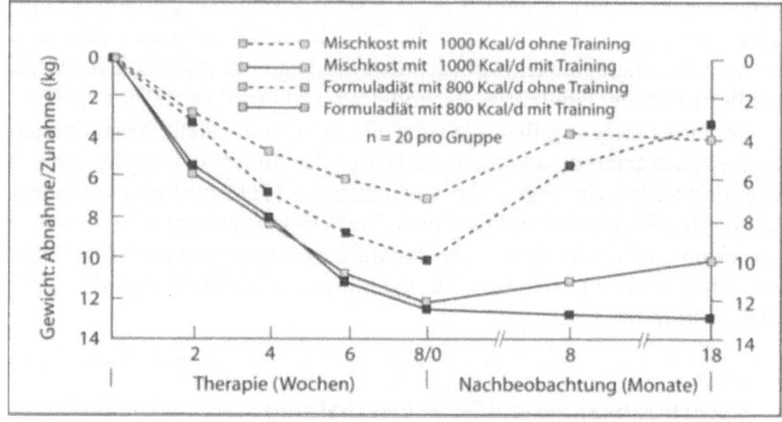

Abb. 8.13. Gewichtsreduktion und Gewichtserhaltung unter Reduktionskost (Mischkost oder Formuladiät) bzw. Reduktionskost plus Training. Die Nachbeobachtung war ohne Supervision. (Nach Pavlou et al. 1989)

durchgeführt werden. Gemeinsamer Sport hat aufgrund des oft „hautnahen" Kontaktes zum Sportpartner eine Reihe von positiven psychosozialen Auswirkungen. Bedenkt man, dass viele Adipöse sozial isoliert und depressiv sind und unter mangelndem Selbstbewusstsein leiden, wird verständlich, dass in der Gruppe betriebene Bewegungstherapie für sie das Richtige ist. Die langfristige Compliance ist nicht so schlecht wie vielfach angenommen. Wird ein Programm kompetent durchgeführt, liegt sie bei etwa 50%.

8.4.2 Änderung der Körperzusammensetzung

Der therapeutische Fokus liegt bei der Adipositastherapie weniger auf der Reduktion des Körpergewichtes als vielmehr auf der Verminderung der Fettmasse, speziell des intraabdominalen Fettes unter weitgehendem Erhalt der Muskelmasse.

Reduktion der Fettmasse. Bei der Bewegungstherapie wird – im Unterschied zur Reduktionskost – fast ausschließlich Körperfett vermindert. Die aufwändigste Untersuchung hierzu stammt aus der Arbeitsgruppe von Ross (2000). Die Patienten sollten ein Energiedefizit von 700 kcal/Tag entweder

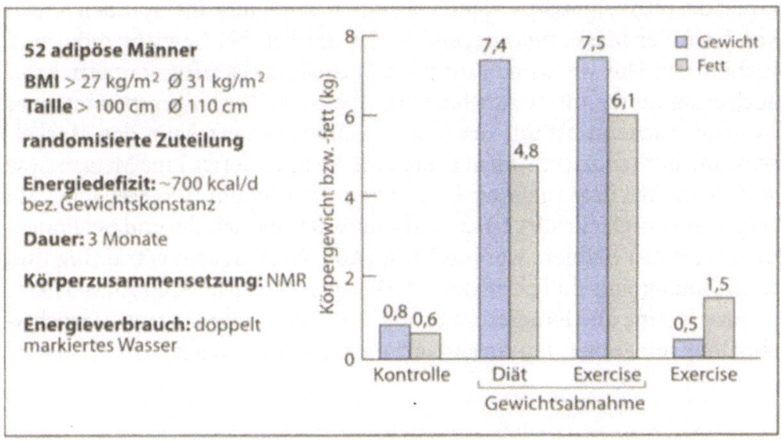

Abb. 8.14. Abnahme von Körpergewicht und Körperfett bei 52 adipösen Männern. Ein Energiedefizit von 700 kcal/Tag wurde entweder durch eine Ernährungsumstellung oder durch vermehrte Aktivität induziert; eine Gruppe trainierte bei Gewichtskonstanz. Die Körperzusammensetzung wurde mittels Magnetresonanz ermittelt. (Nach Ross et al. 2000)

mittels einer Ernährungsumstellung oder vermehrter Bewegung erzielen. Nach 3 Monaten stellte man fest, dass die Gewichtsabnahme unter Exercise und Diät gleich war (7,5 bzw. 7,4 kg), die Reduktion des Körperfetts unter Bewegungstherapie jedoch deutlicher ausfiel (6,1 vs. 4,8 kg; Abb. 8.14). Eine weitere Gruppe trainierte mit der Auflage, das Gewicht konstant zu halten; sie verloren dennoch 1,5 kg an Körperfett.

Exercise ist das beste Mittel zum Erhalt der Muskelmasse trotz Abnahme des Körperfetts.

Verminderung des intraabdominalen (viszeralen) Fettes. Ausdauertrainierte, auch Krafttrainierte, haben einen kleineren Taillenumfang und eine geringere WHR (=„waist-to-hip ratio") als Nicht-Trainierte. Bei bewegungstherapeutisch induzierter Gewichtsabnahme nimmt das viszerale Fett besonders stark ab. In der oben erwähnten Untersuchung von Ross wurde mengenmäßig zwar vom subkutanen Fett ca. 3-mal mehr abgebaut, prozentual gesehen jedoch nur gut halb so viel. Die starke Reduktion des viszeralen Fettes erklärt, weshalb ein Training das kardiovaskuläre Risikoprofil deutlich senkt.

Erhalt der Muskelmasse. Kann man durch Bewegungstherapie den Abbau von fettfreier Masse (vorwiegend Skelettmuskel) bei Gewichtsreduktion verhindern? Nur wer seine Kost nicht umstellt und kräftig trainiert, kann auch etwas Muskelmasse zunehmen (s. Abb. 8.14). Wer hingegen unter einer hypokalorischen Kost mit Gewichtsabnahme trainiert, kann den Muskelschwund nur reduzieren, nicht jedoch voll kompensieren. Eine Metaanalyse von 46 Studien liegt zu dieser Fragestellung vor (Ballor u. Keesey 1991). Sie zeigt, dass durch ein körperliches Training der Muskelschwund bei Frauen und Männern halbiert werden kann (Abb. 8.15). Ausdauertraining und Krafttraining sind ähnlich effektiv. Die Versprechen vieler Adipositas-Therapieprogramme und Fitnessstudios, die Teilnehmer könnten trotz Gewichtsabnahme mit einem „Muskelaufbau" rechnen, sind irreal.

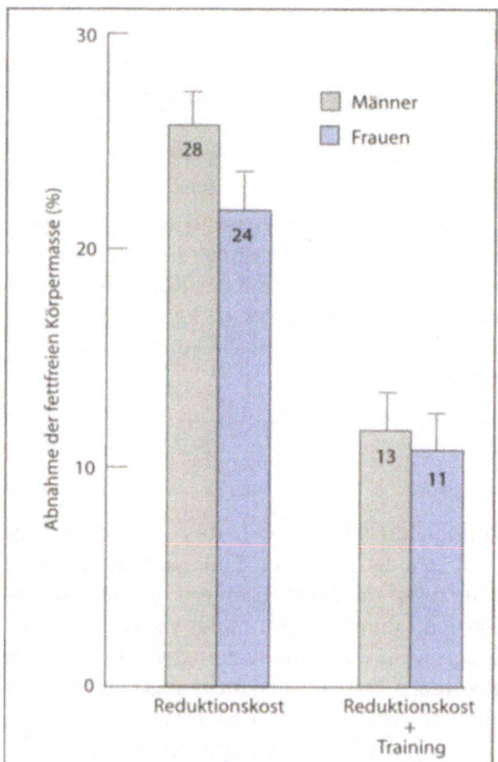

Abb. 8.15. Abnahme von fettfreier Masse (vorwiegend Skelettmuskulatur) unter Reduktionskost bzw. Reduktionskost plus Training. Metaanalyse von 46 Studien. (Nach Ballor u. Keesey 1991)

8.4.3
Auswirkungen auf Folge- und Begleitkrankheiten

Diabetes mellitus und Glukoseintoleranz

Insulinsensitivität. In Glukose-Clamp-Studien wurde schon in den 70er-Jahren nachgewiesen, dass Bewegungstherapie die Insulinwirkung steigert. Diese trainingsinduzierte Wirkung hat klinisch eine immense Bedeutung, da beim Typ-2-Diabetes und beim metabolischen Syndrom bekanntlich eine Insulinresistenz besteht. Durch Training wird die Glukoseaufnahme um 20–40% gesteigert (Abb. 8.16). Folgende Mechanismen sind bei der Steigerung der Insulinwirkung beteiligt (Wirth 2002):
- Abnahme der Körperfettmasse, insbesondere des viszeralen Fettes,
- Zunahme der Kapillardichte,
- effektivere Vermittlung von Insulin in der Zelle (Insulintransduktion),
- Steigerung des Glukosetransports (GLUT-4),
- Reduktion der hepatischen Glukoseproduktion,
- Steigerung der Glykogensynthese.

Glukosetoleranz. Wenn die Insulinsensitivität steigt, wird die Glukosetoleranz erhöht. Durch vermehrte Bewegung und Umstellung der Ernäh-

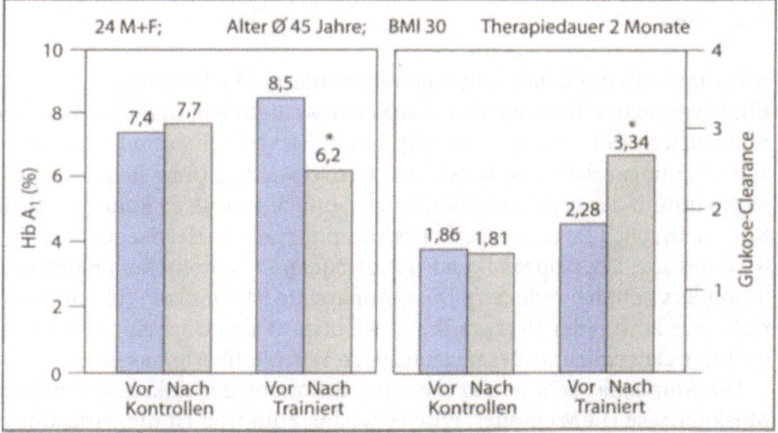

Abb. 8.16. Ausdauertraining bei 24 Typ-2-Diabetikern mit einem mittleren Alter von 45 Jahren über 2 Monate mit 3-mal 45 min pro Woche. Die Glukose-Clearance wurde mittels Clamp-Technik ermittelt. (Nach Mourier et al. 1997)

rung wird die Neuerkrankungsrate für Diabetes halbiert. Hierzu gibt es inzwischen 4 große Studien mit ähnlichem Ergebnis (Diabetes Prevention Program 2002).

HbA_{1c}. Im Unterschied zu Typ-1-Diabetikern kann man bei Typ-2-Diabetikern deutliche klinische Effekte bei vermehrter körperlicher Aktivität feststellen. Blutglukose und HbA_1 sinken in Abhängigkeit von Umfang und Intensität des Trainings. Werden körperliches Training und eine Reduktionskost parallel durchgeführt, sind ausgeprägte Reduktionen von Blutglukose, HbA_1, und Insulinbedarf festzustellen. Ein effektives Ausdauertraining senkt den HbA_{1c}-Wert wie eine Therapie mit oralen Antidiabetika oder Insulin (s. Abb. 8.16).

Verbesserung des Lipidprofils

Bei Adipösen sind solche Lipide und Lipoproteine oft verändert, die besonders gut auf körperliche Aktivität ansprechen: Triglyzeride, HDL-Cholesterin und small-dense LDL. Triglyzeride werden durch Ausdauertraining um 10–40% gesenkt, das HDL-Cholesterin steigt zwischen 5 und 20%, je nach Umfang und Intensität des Trainings (s. Tabelle 8.2). Auch die atherogenen kleinen dichten LDL-Partikel werden durch Training in Kombination mit einer Reduktionskost modifiziert. Ein Trainingsumfang von 2.200 kcal/Woche verringerte die dichten Subfraktionen 5 und 6 um die Hälfte (Halle et al. 1999).

Abnahme von Blutdruck und linksventrikulärer Muskelmasse

Ein körperliches Training allein senkt den systolischen und diastolischen Blutdruck in Ruhe nur geringfügig; kombiniert mit einer Reduktionskost sind allerdings erhebliche Auswirkungen nachweisbar. Unter Belastung hingegen nimmt der systolische Blutdruck deutlicher ab als in Ruhe (Wirth u. Kottmann 1989). Da ein körperliches Training auch die Herzfrequenz senkt, wird das sog. Doppelprodukt aus Herzfrequenz × systolischem Blutdruck besonders deutlich reduziert. Diese Anpassung ist vor allem für Patienten mit einer koronaren Herzkrankheit wichtig, da das Doppelprodukt eine wichtige Determinante des myokardialen Sauerstoffverbrauches ist.

Die Adipositas geht häufig mit einer Erhöhung der linksventrikulären Muskelmasse (LVM) einher. Eine Gewichtsreduktion ist die wirksamste Methode zur Verringerung von linksventrikulären Diametern und Wanddicken, wirksamer als Pharmaka. Erstaunlich ist, dass eine Kombinationstherapie aus Bewegungstherapie und Reduktionskost die LVM deutlicher

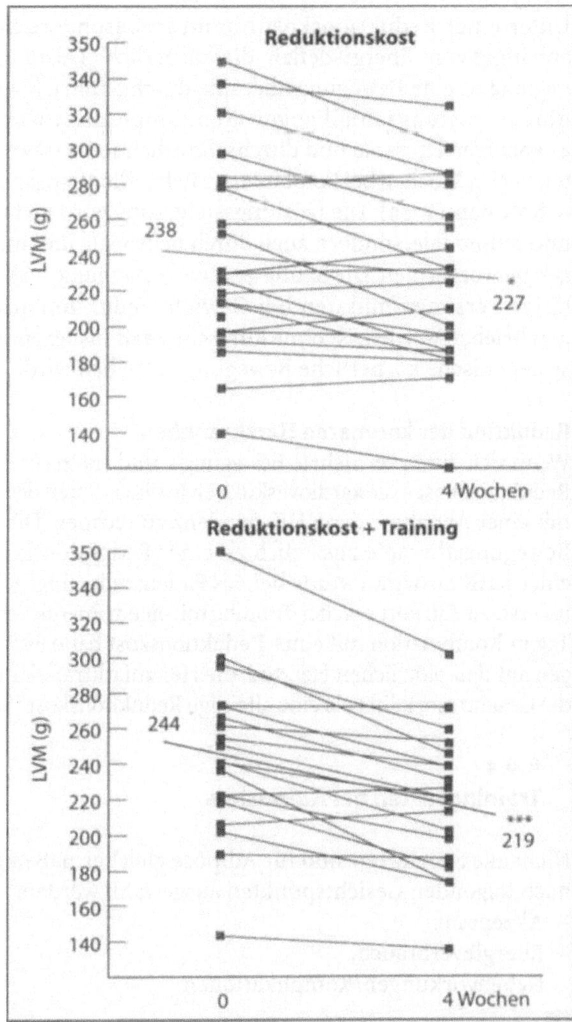

Abb. 8.17. Linksventrikuläre Muskelmasse (LVM), echokardiographisch ermittelt, bei Adipösen vor und nach einer 4-wöchigen Gewichtsreduktion mit Reduktionskost (800 kcal/Tag) und Reduktionskost plus Ausdauertraining (5-mal 1 h/Woche; Wirth u. Kröger 1995)

reduziert als eine Reduktionskost allein (Abb. 8.17); ein Bewegungstraining für Adipöse ist offensichtlich etwas anderes als ein Spitzentraining für Hochleistungssportler.

Herzfunktion und Leistungsfähigkeit
Unter einer Reduktionskost nimmt insbesondere in der ersten Tagen, abhängig vom Energiedefizit, die körperliche Leistungsfähigkeit ab. Wird begleitend eine Bewegungstherapie durchgeführt, kann der diätetisch bedingte Leistungsabfall sogar überkompensiert werden. Patienten mit 4-wöchiger Therapie und durchschnittlich 10 kg Gewichtsabnahme leisteten nach 4 Wochen bei kombinierter Behandlung sogar 50 Watt mehr (Wirth u. Kottmann 1989). Die Leistungssteigerung wird nicht nur durch kardiale und pulmonale, sondern auch durch neuronale und muskuläre Anpassungen hervorgerufen. Die häufig geäußerte Meinung, insbesondere körperlich tätige Personen müssten bei Gewichtsreduktion arbeitsunfähig krank geschrieben werden, ist ohne klinische Basis insbesondere dann, wenn eine systematische körperliche Bewegung betrieben wird.

Reduktion der koronaren Herzkrankheit
Wenn sich durch vermehrte Bewegung – und erst recht durch Bewegung plus Reduktionskost – die kardiovaskulären Risikofaktoren deutlich bessern, ist auch mit einer Abnahme der KHK-Inzidenz zu rechnen. Die Frage, wie sich eine Bewegungstherapie zusätzlich zu einer Reduktionskost bei Adipösen mit einer KHK auswirkt, wurde bei 663 Patienten in einer 3-Jahres-Beobachtung untersucht. Ein körperliches Training mit einem Energieverbrauch von 300 kcal/Tag in Kombination mit einer Reduktionskost hatte weit bessere Auswirkungen auf den plötzlichen Herztod, die Herzinfarktrate, kardiale Ereignisse und die Gesamtmortalität als eine alleinige Reduktionskost (Singh et al.1996).

8.4.4 Trainingsarten bei Adipositas

Nicht alle Sportarten sind für Adipöse gleichermaßen geeignet. Sie sollten nach folgenden Gesichtspunkten ausgewählt werden:
- Akzeptanz,
- Energieverbrauch,
- Nebenwirkungen/Komplikationen.

Die Akzeptanz, die Freude an der jeweiligen Sportart, ist wahrscheinlich für die Praktikabilität der wichtigste Gesichtspunkt. Der Erfolg der Bewegungstherapie ist u. a. auf den geselligen Charakter dieser Therapieart zurückzuführen.

Dieses Phänomen erklärt auch den Zusammenhalt von ca. 10.000 ambulanten Herzgruppen in Deutschland, in denen sich Herzinfarktpatienten wöchentlich zum Sport treffen. Von Adipositas-Sportgruppen ist ebenfalls bekannt, dass der gemeinsame Sport das Hauptbindeglied ist. Andere Behandlungsformen, auch die Ernährung, rangieren hinsichtlich der Gruppenbindung und langfristigen Compliance nachrangig. Steht keine Gruppe zur Verfügung, was leider fast allerorten die Regel ist, sollten Adipöse sich nach einem Partner für die Bewegung umsehen; allein betreibt kaum jemand über längere Zeit Sport.

Trainingsarten. In Tabelle 8.3 sind geeignete, bedingt geeignete und ungeeignete Sportarten aufgeführt. Zu favorisieren ist vor allem *Schwimmen, Aquafitness und Aquajogging*. Bei diesen Bewegungsarten im Wasser wird ca. 80% der Skelettmuskulatur eingesetzt, der Energieverbrauch ist demzufolge sehr hoch. Die Bewegung im Wasser ist gelenkschonend; viele Adipöse mit BMI >30 kg/m^2 leiden an einer Gonarthrose oder anderen degenerativen Gelenkveränderungen der unteren Extremität. Die bei Muskelarbeit produzierte Wärme wird an das Wasser abgeführt; Adipöse schwitzen nämlich beim Sport aufgrund ihrer „Isolation" vermehrt. Nicht zuletzt fühlen sich Adipöse im Wasser wegen des verstärkten Auftriebs (geringere Dichte durch erhöhte Fettmasse) besonders wohl. All diesen Vorteilen steht die Scham aufgrund des halb entkleideten Körpers entgegen.

An zweiter Stelle kommen *Radfahren* und *Skilanglauf*. Bei beiden Sportarten kommt ebenfalls viel Muskulatur zum Einsatz, und die Gelenke werden geschont. Probleme bereiten Adipösen oft die schmalen Sättel und die

Tabelle 8.3. Geeignete und ungeeignete Bewegungs- und Sportarten für Adipöse

Geeignete und ungeeignete Sportarten bei Adipositas		
• 1. Geeignet	• 2. Bedingt geeignet	• 3. Ungeeignet
- Schwimmen/ Aquafitness	- Jogging	- Squash
- Wärmeentzug	- Basketball	- Fußball
- Gelenkschonend	- Volleyball	- Fechten
- Radfahren	- Badminton	- Boxen
- Wandern	- Tennis	- Gewichtheben
- Walking	- Kraftsport	
- Skilanglauf	- Ski alpin	
- Rudern	- Skaten	
- Tanzen		

verstärkte Schweißneigung am Gesäß. Bestehen keine Gelenkprobleme, was meist bei jüngeren Patienten der Fall ist, sind auch *Spazieren gehen, Wandern* und *Walking* zur Gewichtsreduktion empfehlenswert. Diese Bewegungsarten werden naturgemäß über eine lange Zeitdauer durchgeführt und sind von geringer Intensität, was besonders zur selektiven Fettreduktion beiträgt (s. unten).

Spielsportarten machen viel Spaß und fördern die Compliance. Da Adipöse nicht selten sozial isoliert sind, ist für sie die Bewegung in der Gruppe besonders wichtig. Jede Therapieeinheit sollte auch *Gymnastik* umfassen. Bei Adipösen sind die Flexibilität und Koordination oft erheblich beeinträchtigt. Nicht empfehlenswert sind *Joggen* und *Squash*; die hohe Gelenkbelastung verbietet solche Betätigungen.

Wie steht es mit *Krafttraining*? Wurde nicht eingangs erwähnt, dass ein vorrangiges Ziel jeder Gewichtsreduktion ist, so wenig wie möglich an Muskelmasse zu verlieren? Durch Krafttraining wird zweifellos mehr Muskelmasse unter Reduktionskost konserviert als durch ein Ausdauertraining. Was Stoffwechseleffekte und auch kardiovaskuläre Risikofaktoren betrifft, ist ein Krafttraining/Kraftausdauertraining dem Ausdauertraining gering unterlegen. Trainiert werden sollte mit ca. 50% der Maximalkraft. Dabei sind 15–25 Wiederholungen an den jeweiligen Geräten möglich.

Trainingsintensität. Vor der Aufnahme einer Bewegungstherapie sollte immer eine standardisierte Stufenergometrie durchgeführt werden. Damit lässt sich die Trainingsherzfrequenz errechnen: Sie beträgt ca. 80% der Herzfrequenz bei submaximaler Belastung. Dies entspricht oft einer Herzfrequenz von 170–180 minus Lebensalter. „Trimming 130" macht keinen Sinn, da Jüngere damit unterfordert und Ältere oft gefährdet sind.

Hat die Trainingsintensität einen Einfluss auf den Anteil der energieliefernden Substrate? Hierzu liegt eine sehr aufwändige und aufschlussreiche Untersuchung vor (Abb. 8.18). Dabei zeigte sich, dass bei mittleren und höheren Belastungen prozentual weniger freie Fettsäuren aus dem Fettgewebe mobilisiert und oxidiert wurden. Auch die absolute Oxidationsrate der Fettsäuren war bei mittlerer Belastung in der Tendenz und bei starker Belastung signifikant geringer als bei 25% VO_2max. Wird hingegen eine geringe Belastungsintensität gewählt, wird vorwiegend Depotfett mobilisiert, und freie Fettsäuren gelangen bevorzugt zur Oxidation.

Wenngleich diese Ergebnisse eine leichte körperliche Belastung favorisieren und damit alltäglichen Belastungen eine hohe Bedeutung in der Prävention und Therapie der Adipositas beimessen, ist wissenschaftlich nicht

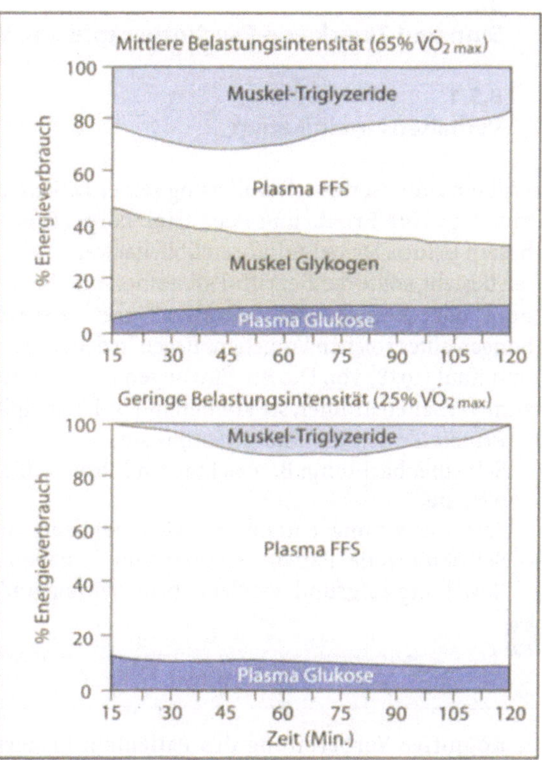

Abb. 8.18. Anteil von verschiedenen Substraten an der Energiegewinnung bei Belastungen mit 25% und 65% der maximalen Sauerstoffaufnahme. Bei geringer Belastungsintensität werden vorwiegend Fettsäuren (aus dem Depotfett) oxidiert. Bei mittlerer Belastung wird Energie hauptsächlich aus anderen Speichern (Glykogen und Triglyzeride aus dem Muskel und der Leber) zur Verfügung gestellt und verbrannt. (Nach Romijn et al. 1993)

geklärt, ob höhere Intensitäten nicht doch das Gewicht besser reduzieren. Je stärker die Belastung, desto höher ist nämlich nach der Belastung die sympathische Aktivität (Yoshioka et al. 2001).

Trainingsdauer und -häufigkeit. Hohe Belastungsintensitäten können nur kurz, niedrige hingegen lange Zeit durchgehalten werden. Bei Belastungen ab 15 min werden vorwiegend Fettsäuren oxidiert, bei kürzeren (meist intensiveren) hauptsächlich Glukose. Um nennenswerte Energiemengen zu verstoffwechseln, sind mehrere Trainingseinheiten pro Woche erforderlich. Empfehlenswert ist ein Trainingsumfang mit einem Energieverbrauch von mehr als 1.500 kcal/Woche; dies bedeutet für wenig trainierte Adipöse mehr als 3 h Bewegung pro Woche.

8.5
Sinn und Zweck von Psychotherapie und Verhaltenstraining

8.5.1
Verhaltensmodifikation

Will ein Adipöser durch Änderung seines Lebensstils Gewicht abnehmen, muss er seine Ernährung oder seine körperliche Aktivität ändern – am besten beides. Da bei Adipösen üblicherweise kein pathologisches Verhalten besteht, sollte der Begriff „Psychotherapie“ besser durch „Verhaltenstraining“ oder „Verhaltensmodifikation“ ersetzt werden. Detaillierte Beschreibungen eines solchen Vorgehens liegen in deutscher Sprache von Hautzinger und Kaul (1978) vor. Die Ausführungen hier ersetzen nicht die Ausbildung zum Verhaltenstrainer, sie können nur auf Prinzipien hinweisen.

Prinzipien der Verhaltenstherapie sind:

- Selbstbeobachtung: Beobachten und Protokollieren von Essen und Bewegung,
- Selbstbewertung: Patient (und Gruppe) beurteilen die Beobachtung,
- Selbstkontrolle: Patient reguliert sein Verhalten hinsichtlich Essen und Bewegung aufgrund von Selbstbeobachtung und Selbstbewertung.

> **!** Ein typisches *Programm zur Verhaltensmodifikation* besteht aus folgenden Elementen:

1. Kognitive Vorbereitung des Patienten: Eruierung von Gründen zur Gewichtsreduktion; Bedeutung von Ernährung und Bewegung im Lebenskontext; Therapieziele; Motivationsverstärkung; Gestaltung des Therapie-Settings.
2. Analyse der kognitiven, affektiven und motorischen Bedingungen zur Entstehung der Adipositas: Erfahrungen; Einstellungen; Gewohnheiten; Gefühle; Rahmenbedingungen.
3. Informationen: Ursachen und Folgen der Adipositas; Ernährungsphysiologie; Lebensmittelkunde; Kochkunde; sportmedizinische Grundlagen; Bewegungsarten.
4. Vermittlung von praktischen Fähigkeiten: Einkaufen; Kochen; Sport; Argumentationshilfen gegenüber Angehörigen, Partnern, Arbeitskollegen.
5. Implementierung von Reizkontrolltechniken: Einkaufsliste; Essensplanung; Ess-Arrangement; Einladungen; Urlaub; Sondersituationen.

6. Kognitive Umstrukturierung: negative Gedanken durch positive ersetzen; Imperative wie „nie“ und „immer“ vermeiden; Orientierung an realistischen Zielen und Erfolgen.
7. Verstärkung des neuen Verhaltens: Protokolle für Gewicht, Ernährung und Bewegung; Belohnungen für erreichte Ziele; Verstärkerrolle der Gruppe, von Angehörigen, dem Partner.
8. Rückfallprophylaxe: Identifizierung risikobehafteter Situationen; Erarbeitung von Problemlösungsstrategien; Bearbeiten von Versagens- und Schuldgefühlen.

8.5.2 Vorgehen in der Praxis

Eine Verhaltensmodifikation erreicht man am besten in der Gruppe. Damit Therapeut und Gruppe optimal arbeiten können, müssen adäquate *Strukturen* vorhanden sein:

- Patient: motiviert; medizinische oder psychosoziale Indikation zur Therapie; Anzahl 6–12;
- Gruppenleiter (Arzt, Ernährungsfachkraft, Psychologe, Physiotherapeut): erfahren in der Verhaltenstherapie; Kenntnisse von allen Aspekten der Adipositas, insbesondere der Ernährungs- und Bewegungstherapie;
- Räume: für Gruppengespräche; für Bewegungstherapie (Halle, Schwimmbad, Ergometer, Fitness usw.).

! Wichtig ist, dass die Gruppenstunden nicht zur reinen Wissensvermittlung mutieren. Gelingt es nicht, Aspekte der Verhaltenstherapie in der Gruppe zu bearbeiten (s. oben), wird sich bei den Teilnehmern kaum eine Verhaltensänderung einstellen, denn Wissen allein schafft noch keine Umstellung bei der Ernährung und Bewegung. Schulungs- bzw. Trainingsprogramme für Adipöse sind keine Ernährungsberatung! Ihre Wirkung zielt auf weit mehr ab als die bloße Wissensakkumulation. Ernährungsberatungen können und sollen Bestandteil der Schulung sein; allein sind sie nahezu wirkungslos. Es ist eine Illusion zu glauben, dass durch eine (einmalige) Ernährungsberatung ein Betroffener z. B. zum Frühstück sein Brot nicht mehr mit Wurst und Käse belegt, sondern mit Marmelade und Honig beschmiert.

Die Integration von Rollenspielen, Videos und computergestützten Trainingsmöglichkeiten fördert Komponenten der Unterhaltung, des Spielens und der Motivation. Kochen und Probieren von z. B. fettarmen und mit Süßstoff versehenen Speisen gehört ebenfalls zum Programm. Und über Bewegung darf man nicht nur reden.

8.5.3 Andere Psychotherapieverfahren

Entspannung. Bei Patienten mit erheblichem psychosozialen Stress oder mangelnden Entspannungsfähigkeiten ist eine progressive Muskelrelaxation nach Jacobsen, eine Atementspannung oder auch ein autogenes Training sinnvoll. Diese Therapiearten können problemlos in die Gruppenstunden integriert werden.

Psychotherapeutische Krisenintervention. In der Gruppe können Situationen und Konstellationen entstehen, die es sinnvoll erscheinen lassen, einen Patienten einzeln zu therapieren; dies kann parallel oder anstelle der Gruppentherapie geschehen.

Tiefenpsychologie/Psychoanalyse. Wie in Kapitel 5 ausgeführt, führen innerpsychische Störungen selten zur Adipositas. Eine monatelange Bearbeitung von Konflikten macht daher selten Sinn. Die mit der Psychoanalyse einhergehende Regression lähmt Selbstinitiative und Selbstverantwortung. Hinzu kommt, dass die Mehrzahl der Adipösen der unteren Sozialschicht mit schlechter Ausbildung und eingeschränkten Möglichkeiten zur Introspektion und Verbalisation angehört. Sie werden daher in der Regel den intellektuellen Anforderungen an eine solche Therapie nicht gerecht. Liegt hingegen eine schwerwiegende Persönlichkeitsstörung oder Neurotisierung vor, kann eine Psychoanalyse sinnvoll sein.

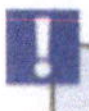

Deutschland ist ein Entwicklungsland für die Behandlung von Essstörungen.

Behandlung von Essstörungen. Die oben erwähnten Inhalte einer Schulung/eines Trainingsprogramms sollten nur bei Adipösen ohne eine Essstörung zur Anwendung kommen. Liegt eine Essstörung im Sinne eines „binge eating“ oder anderer Auffälligkeiten vor (s. Kapitel 5.2.3), profitieren die Betroffenen wenig oder nichts. Es sollte daher, bevor sie an einer Schulung/einem Training teilnehmen, eine spezifische Psychotherapie begonnen werden.

Wie und wo soll die Psychotherapie durchgeführt werden? Die Beantwortung dieser Frage ist deshalb schwierig, weil es bei uns kaum Psychotherapeuten für Essstörungen gibt. Niedergelassene Psychotherapeuten (Ärzte, Psychologen) behandeln zwar Essgestörte; kaum einer hat jedoch eine diesbezügliche therapeutische Ausbildung; entsprechend sind die Erfolge. Patienten mit Essstörungen in psychosomatische Kliniken mit 3-monatiger Therapie zu schicken ist in der Regel ebenso ineffektiv. Nur ganz wenige Kliniken haben sich auf Essstörungen spezialisiert – und nur einige von ihnen werden diesem Label gerecht. Was fehlt, ist eine Zertifizierung durch die Deutsche Adipositas-Gesellschaft.

8.6 Ist eine medikamentöse Therapie gerechtfertigt?

Die medikamentöse Therapie der Adipositas spielte bisher eine unwesentliche Rolle. Der Hauptgrund hierfür lag bisher in einem Missverhältnis zwischen therapeutischem Nutzen und gesundheitlichem Risiko. Das gehäufte Auftreten primär pulmonaler Hypertonien durch den Appetitzügler Aminorex in den 60er- und 70er-Jahren erschütterte die Glaubwürdigkeit der medikamentösen Therapie. Im Jahre 1997 wurde berichtet, dass Fenfluramin und Dexfenfluramin, vor allem in Kombination mit Phentermin, Veränderungen an Herzklappen, pulmonale Hypertonien und toxische neuronale Effekte verursachen können. Aufgrund dieser Vorerfahrungen wird man daher bei Anti-Adiposita besonders auf die Nutzen-Risiko-Relation Acht geben, zumal jeder Adipöse grundsätzlich auch ohne ein Pharmakon Gewicht abnehmen kann.

Die heute zur Verfügung stehenden Anti-Adiposita geben allerdings keinen Anlass, sich bezüglich der Pharmakotherapie defätistisch zu verhalten. Anfang 2002 erschien im N Engl J Med ein Review-Artikel mit dem Tenor, die heutigen Kenntnisse der Pharmakotherapie in der Adipositastherapie umzusetzen: „obesity should be approached as a chronic condition and ... obese patients for whom nonpharmalogical treatments alone prove unsatisfactory, weight-loss medications may be useful adjuncts ..."

8.6.1 Wer soll medikamentös behandelt werden?

Eine Therapie der Adipositas ist grundsätzlich auch ohne Medikation möglich; aus dieser Erkenntnis leitet sich eine strenge Indikation ab. Das Problem der Indikation einer pharmakologischen Therapie eines Adipösen unterscheidet sich jedoch prinzipiell nur wenig von der Behandlung eines Typ-2-Diabetikers oder eines Hypertonikers. Auch bei diesen Krankheiten sind Normoglykämie und Normotonie mit nichtmedikamentösen Behandlungsformen in mehr als der Hälfte aller Fälle zu erreichen. Die Pharmakotherapie dieser anderen beiden Volkskrankheiten wird jedoch allgemein akzeptiert, und die Medikamentenkosten werden von den Krankenkassen erstattet.

Notwendigkeit einer medikamentösen Behandlung von Adipösen:

- Die Behandlung der Adipositas durch Lebensstiländerung hat langfristig eine geringe Erfolgsrate.
- mit zunehmender Dauer und dem Schweregrad der Adipositas summieren sich Krankheiten.

Die Basistherapie (nichtmedikamentöse Therapie) der Adipositas ist, wenn ein strukturiertes multifaktorielles Adipositasprogramm zur Anwendung kommt, bei weniger als der Hälfte der Patienten erfolgreich. Nicht erfolgreich behandelt sein heißt, nach 1 Jahr weniger als 5% des Ausgangsgewichts abgenommen zu haben. Werden Patienten hingegen nur beraten, liegt die Erfolgsrate nach 1 Jahr nur bei ca. 10%. Bei vielen Patienten besteht daher die Notwendigkeit einer pharmakologischen Therapie.

Indikationen zur medikamentösen Behandlung:

- BMI >30 kg/m²,
- BMI >27 kg/m², wenn eine abdominale Fettverteilung besteht oder adipositasassoziierte Krankheiten vorliegen,
- frustrane Therapieversuche mit Reduktionskost und/oder Bewegungstherapie bzw. Verhaltensmodifikation.

Möglichkeiten der pharmakologischen Intervention sind sowohl hinsichtlich der Energiezufuhr als auch des Energieverbrauchs gegeben. In Deutschland sind seit dem Juni 2001 nur noch 2 Substanzen auf dem Markt, Sibutramin (Reductil) und Orlistat (Xenical).

In der Entwicklung befinden sich zahlreiche andere mit den verschiedensten Wirkmechanismen; sie werden vermutlich erst in einigen Jahren klinisch zur Verfügung stehen, sodass sie hier nicht besprochen werden. Die Forschung auf dem Gebiet der Adipositas ist weltweit erstaunlich aktiv, und nahezu jedes größere Pharmaunternehmen hat Substanzen in der Entwicklung, sodass man schon heute vermuten kann, dass in naher Zukunft die Adipositas pharmakologisch so behandelt wird wie der Diabetes mellitus oder die Hypertonie.

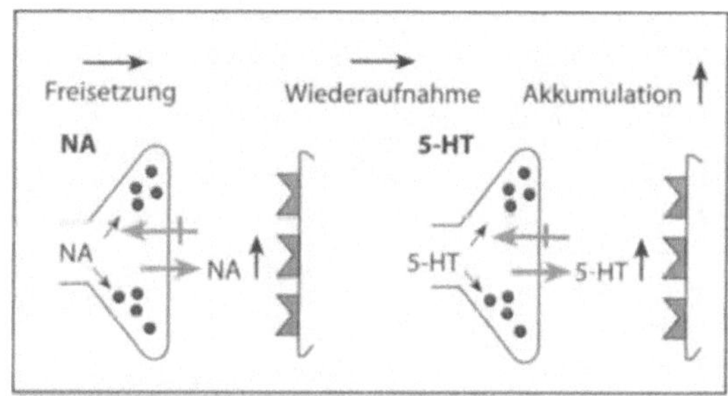

Abb. 8.19. Pharmakologische Wirkmechanismen von Sibutramin in den Synapsen des Gehirns. Durch Wiederaufnahmehemmung von Noradrenalin (NA) und Serotonin (5-Hydroxy-Tryptamin = 5-HT) kommt es zu einer Anreicherung im Synapsenspalt

8.6.2 Sibutramin (Reductil)

Wirkungsweise. Sibutramin ist ein potenter Serotonin- und Noradrenalin-reuptake Inhibitor (SNRI), der seine Wirkung in den Synapsen des Zentralnervensystems entfaltet (Abb. 8.19). Es wird enteral gut absorbiert, wird eiweißgebunden im Plasma transportiert und unterliegt einem ausgeprägten sog. First-pass-Effekt in der Leber (Lean 1997). Es entstehen hauptsächlich 2 pharmakologisch aktive Metabolite mit einer Halbwertszeit von 14–16 h; aus dieser Pharmakokinetik resultiert eine einmalige tägliche Dosis. Sibutramin ist ab einer Dosis von 5 mg täglich wirksam; empfohlen werden 10–15 mg. Sibutramin bewirkt eine vorzeitige Beendigung der Nahrungsaufnahme, es verlängert nicht die Abstände zwischen den Mahlzeiten. Definitionsgemäß ist es damit ein Sättigungsverstärker und kein Appetithemmer. Zudem stimuliert Sibutramin den Energieverbrauch.

Gewichtsabnahme. Sibutramin vermindert das Körpergewicht dosisabhängig. In einer großen amerikanischen Untersuchung mit 1.047 Adipösen und einem mittleren Gewicht von 95,2 kg und einem BMI von 34,5 kg/m² wurden Sibutramindosen von 1–30 mg verwendet. Eine Gewichtsabnahme war nach 4 Wochen offensichtlich, sie setzte sich bis zum Versuchsende fort, wenn >5 mg verabreicht wurden (Bray et al. 1999).

Die längste Studie mit Sibutramin wurde multizentrisch in Europa mit 605 Adipösen mit einem BMI zwischen 30 und 45 kg/m² über 2 Jahre durchgeführt (James et al. 2000; Abb. 8.20). In den ersten 6 Monaten wurden sie hinsichtlich einer Lebensstiländerung beraten/trainiert und erhielten gleichzeitig 10 mg Sibutramin. In den folgenden 18 Monaten wurde in der einen Gruppe Sibutramin beibehalten; bei Gewichtszunahmen über 1 kg wurde die

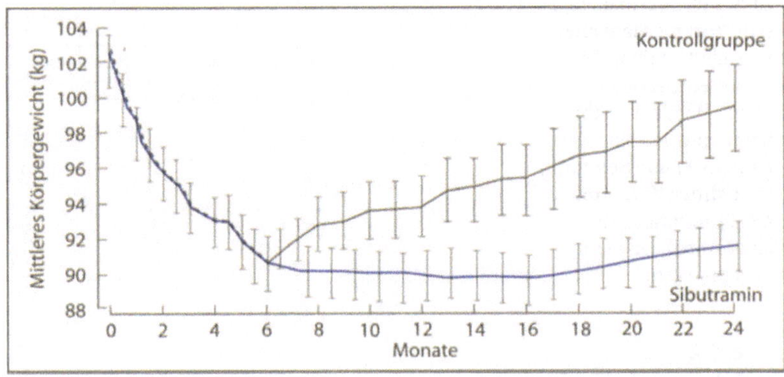

Abb. 8.20. Gewichtsabnahme bei 605 Adipösen mit einem BMI von 30–45 kg/m². In den ersten 6 Monaten wurde hinsichtlich einer Lebensstiländerung interveniert; alle erhielten 10 mg Sibutramin (STORM-Studie). Danach wurde bei der einen Gruppe Sibutramin durch Placebo ersetzt. (Nach James et al. 2000)

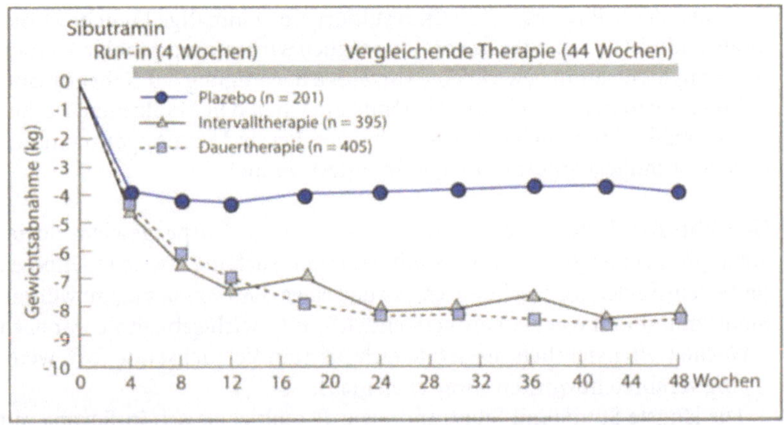

Abb. 8.21. Gewichtsabnahme bei 1.001 Adipösen in Praxen niedergelassener Ärzte (Intervallstudie). In den ersten 4 Wochen wurde kombiniert mit 15 mg Sibutramin und Ernährungsumstellung therapiert. In einer Gruppe wurde Sibutramin als Dauertherapie fortgesetzt, in einer anderen jedoch von der 12.–18. Woche und von der 30.–36. Woche abgesetzt; eine weitere Gruppe erhielt ein Placebo (Wirth u. Krause 2001)

Dosis auf 15 bzw. 20 mg gesteigert. In der anderen Gruppe wurde Sibutramin durch Placebo ersetzt. Nach 2 Jahren betrug die Gewichtsdifferenz zwischen beiden Therapiegruppen 5,5 kg. Die Verumgruppe hatte, verglichen mit dem Ausgangsgewicht, im Mittel 10,2 kg abgenommen.

Eine andere Untersuchung mit einem Kollektiv von 1001 randomisierten Patienten ging der Frage nach, ob eine Dauertherapie und eine Intervalltherapie gleichwertig sind (Wirth u. Krause 2001). Die Studie wurde vorwiegend in Praxen niedergelassener Ärzte durchgeführt, um die Wirksamkeit des Präparats unter Alltagsbedingungen zu untersuchen. In den ersten 4 Wochen trat unter kombinierter Therapie mit Ernährungsumstellung und 15 mg Sibutramin ein Gewichtsverlust von 4,2 kg ein (Abb. 8.21). Nach Absetzten von Sibutramin blieb in der Placebogruppe das Gewicht weitgehend konstant. Unter fortgesetzter Sibutraminbehandlung nahm das Gewicht weiter ab und war nach insgesamt 48 Wochen um 7,9 kg unter dem Ausgangsgewicht. Das Absetzen von Sibutramin über 2-mal 6 Wochen mit leichten Gewichtszunahmen in diesen Placebophasen schmälerte jedoch den Gesamteffekt nicht. Aus dieser Beobachtung kann daher die klinisch wichtige Schlussfolgerung gezogen werden, dass Sibutramin auch intervallartig ohne Effektivitätseinbußen verordnet werden kann, was vielen Patienten – und vielen Ärzten – die Pharmakotherapie genehmer werden lässt.

> **!** Sibutramin hat einen dualen Wirkmechanismus: Es reduziert die Energieaufnahme und stimuliert den Energieverbrauch.

Auswirkungen auf kardiovaskuläre Risikofaktoren. Da Sibutramin das Gewicht reduziert, ist zu erwarten, dass sich die Risikofaktoren verringern. Unklar ist zurzeit noch, ob Sibutramin unabhängig vom Gewichtsabnahmeeffekt zusätzliche positive substanzspezifische Auswirkungen auf die einzelnen Risikofaktoren hat. Sibutramin kann auch parallel mit Lipidsenkern, Antidiabetika und Antihypertonika verabreicht werden.

Bei den *Lipiden* werden vorwiegend die Triglyzeride deutlich gesenkt und das HDL-Cholesterin erhöht (Abb. 8.22). Die Anhebung des HDL-Cholesterins ist stärker als man aufgrund der Gewichtsabnahme erwarten kann. Gesamt- und LDL-Cholesterin, die aufgrund einer Adipositas in der Regel nur leicht erhöht sind, werden ebenfalls gebessert. Eine Gewichtsreduktion unter Sibutramin hat quantitative Auswirkungen auf Lipide, wie man sie unter einem Fibrat beobachten kann. Bei übergewichtigen *Diabetikern* verbessern sich Blutzucker, Harnzucker, HbA_{1c} und die Glukosetoleranz. Eine große Studie zeigte, dass eine HbA_{1c}-Verbesserung von >1% bei 35% der Si-

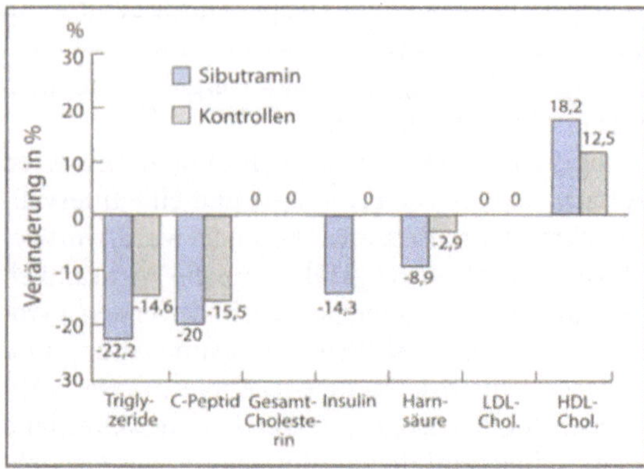

Abb. 8.22. Änderung von Risikofaktoren unter Gewichtsreduktion mit Lebensstiländerung und Sibutramin nach 2 Jahren Therapie in der STORM-Studie. Auffallend ist der deutliche Anstieg des HDL-Cholesterins mit 18% (James et al. 2000)

butramin-Behandelten, jedoch nur bei 5% der Placebo-Kontrollierten zu verzeichnen war. Die Auswirkungen auf den *Blutdruck* sind uneinheitlich. Ob der Blutdruck gesenkt wird oder leicht ansteigt, hängt im Wesentlichen vom Ausgangsblutdruck ab. Bei adipösen Hypertonikern ist ein unveränderter oder in Abhängigkeit von der Gewichtsreduktion leicht reduzierter Blutdruck zu erwarten. In einer Post-Marketing Surveillance-Studie mit 6.360 Patienten konnte sogar eine Blutdruckabnahme von 7/4 mmHg bei hypertensiven Patienten festgestellt werden; die Patienten hatten unter Praxisbedingungen im Mittel 10 kg abgenommen (Scholze 2002). Bei normotonen Adipösen kann der Blutdruck auch geringgradig ansteigen; in seltenen Fällen muss Sibutramin abgesetzt werden. Ratsam ist daher eine Blutdruckkontrolle insbesondere in den ersten Wochen und Monaten der Behandlung. Sibutramin reduziert die Wirkung von Beta-Blockern nicht. Auch die *linksventrikuläre Muskelmasse(LVM)*, die bei jedem zweiten adipösen Hypertoniker erhöht ist, wird unter Sibutramin stärker reduziert als unter Placebo.

Nebenwirkungen. Bisher wurden ca. 12.000 Patienten in klinischen Studien und seit der Zulassung in Mexico (Nov. 1997) mehr als 9.000.000 Patienten weltweit behandelt. Die dabei aufgetretenen unerwünschten Ereignisse sind geringgradig und selten (Tabelle 8.4). Im Vordergrund stehen Mundtrockenheit, Obstipation und Schlaflosigkeit. Veränderungen an Herzklappen oder pulmonale Hypertonien, was unter Fenfluramin und Dexfenfluramin vorwiegend in Kombination mit Phentermin beschrieben wurde, ist vom Sibutramin nicht bekannt; auch die diesbezüglich durchgeführten Studien waren

Tabelle 8.4. Unerwünschte Ereignisse (Nebenwirkungen) bei Patienten unter Sibutramin bzw. Placebo in der STORM-Studie. Im Vordergrund stehen vorwiegend die Mundtrockenheit, die Obstipation, die Übelkeit und die Schlaflosigkeit; bei längerer Behandlungsdauer gehen die Beschwerden deutlich zurück (James et al. 2000)

	Gewichtsabnahme 6 Monate	Gewichtserhaltung 18 Monate	
	Sibutramin n = 605	Sibutramin n = 352	Placebo n = 115
Mundtrockenheit	39 %	9 %	3 %
Obstipation	19 %	9 %	4 %
Blutdruckanstieg	1 %	8 %	3 %
Schlaflosigkeit	12 %	8 %	3 %
Übelkeit	9 %	7 %	1 %
Diarrhö	5 %	3 %	7 %
Gastritis	< 1 %	1 %	6 %
Schwindel	9 %	4 %	3 %

ohne Auffälligkeiten. Aufgrund der sympathomimetischen Teilwirkung kann die Herzfrequenz ansteigen (im Mittel 3–7 Schläge/min). Die Herzfrequenzvariabilität ändert sich nicht. Die Ergebnisse der klinischen Datenbank zeigen, dass bei 3,2% der Patienten mit Sibutramin und bei 1,8 % der Patienten mit Placebo eine Hypertonie auftritt. Blutdruckkontrollen sollten deshalb in den ersten 4 Wochen durchgeführt werden.

Kontraindikationen. Arteriosklerotische Folgekrankheiten, Herzinsuffizienz, Blutdruck >145/90 mmHg und schwere Leber- sowie Nierenfunktionsstörungen. Gleichzeitige Einnahme folgender Pharmaka: MAO-Hemmer, Noradrenalin- und Serotonin-Reuptake-Hemmer.

8.6.3 Orlistat (Xenical)

Wirkungsweise. Orlistat ist ein Inhibitor von Magen- und Pankreaslipasen, die eine dominierende Rolle in der Fettverdauung spielen. Es handelt sich um ein chemisch synthetisiertes Derivat von Lipstatin, einem natürlichen Produkt von Streptomyces toxytricini. Orlistat hemmt potent und selektiv diese Lipasen durch kovalente Bindung ohne wesentlichen Einfluss auf die Amylase, Trypsin, Chymotrypsin und Phospholipasen. Durch die

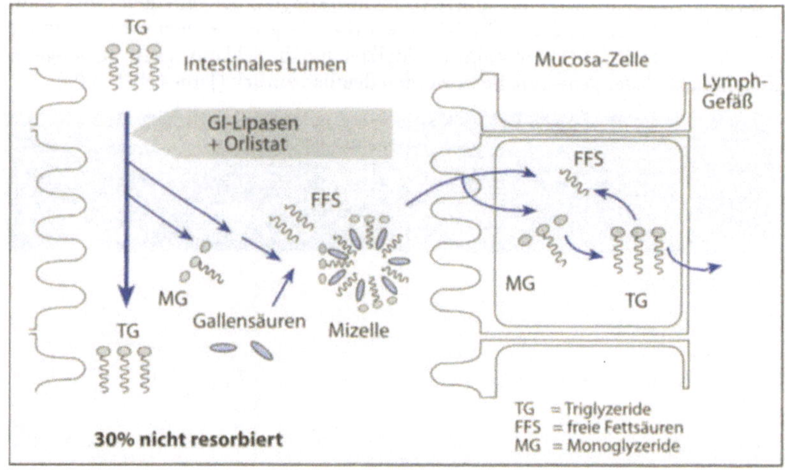

Abb. 8.23. Pharmakologisches Wirkprinzip von Orlistat im Darm: Es hemmt kompetitiv triglyzeridspaltende Lipasen. Etwa 30% der mit der Nahrung aufgenommenen Fette werden nicht verdaut und mit dem Stuhl ausgeschieden

Lipasehemmung wird die Hydrolyse von Triglyzeriden und damit die Resorption von Monoglyzeriden und freien Fettsäuren im Dünndarm vermindert. Orlistat wirkt fast ausschließlich im Gastrointestinaltrakt und wird nur zu etwa 1–2% resorbiert.

Orlistat hemmt dosisabhängig die Fettabsorption (Abb. 8.23). Die dreimalige Gabe von 120 mg pro Tag jeweils zu den Mahlzeiten erhöht die Fettausscheidung von üblichen 4% auf etwa 35%; höhere Dosen sind unwesentlich wirksamer. Da der Bundesbürger durchschnittlich ca. 130 g Fett pro Tag zu sich nimmt, wird ein Fettverlust von etwa 40 g pro Tag erreicht.

Gewichtsabnahme. Inzwischen liegen zahlreiche Studien mit unterschiedlicher Dauer und verschiedenen Fragestellungen vor. In einer Multicenterstudie mit 688 Adipösen (BMI 28–47 kg/m²) wurde das Gewicht deutlich über 2 Jahre reduziert (Sjöström et al. 1998; Abb. 8.24). Im 1. Jahr erhielten alle Patienten eine fettarme Kost mit einem Energiedefizit von 600 kcal/Tag, im 2. Jahr war die Ernährung eukalorisch zur Gewichtserhaltung. Unter Placebo lag das Gewicht nach 1 Jahr um 6,1 kg unter dem Ausgangsgewicht, unter 3-mal 120 mg Orlistat um 10,3 kg. Diese und andere Untersuchungen zeigen, dass unter Orlistat das Gewichtsziel von >5 kg nach

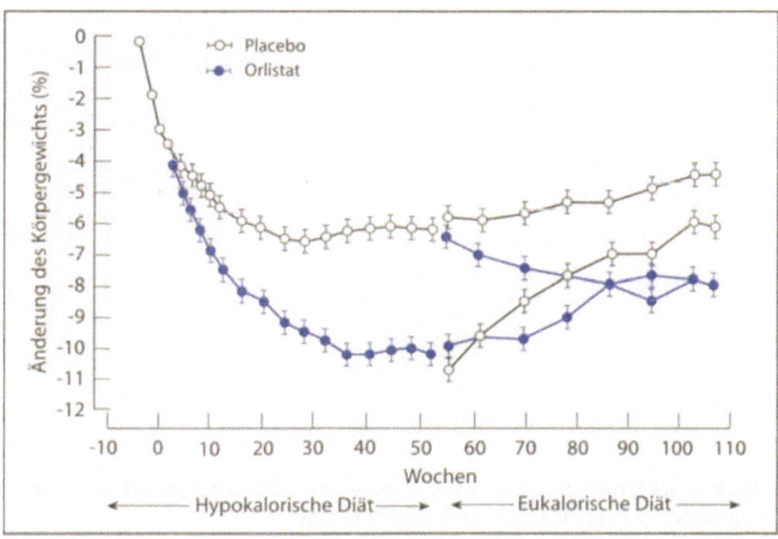

Abb. 8.24. Gewichtsabnahme (%) unter Orlistat in einer Langzeitstudie über insgesamt 2 Jahre. Alle Patienten erhielten eine Reduktionskost mit einem Energiedefizit von ca. 600 kcal/Tag im 1. Jahr, von ca. 300 kcal/Tag im 2. Jahr. (Nach Sjöström et al. 1998)

1 Jahr um ca. 50% und von >10 kg um ca. 100% im Vergleich zu Placebo gesteigert wird. Die Erhaltung des Gewichts nach einer Phase der Gewichtsreduktion wird um ca. 50% erhöht.

Orlistat senkt das Gewicht durch Hemmung der Fettverdauung – ein sinnvolles Prinzip.

Beeinflussung der Komorbidität. Von den *Lipiden* wird das Gesamt- und LDL-Cholesterin nach einem Jahr um etwa 10% reduziert, die Triglyzeride fallen ebenfalls, ab und das HDL-Cholesterin steigt mäßiggradig an. Insbesondere wird der atherogene Index von LDL-Cholesterin/HDL-Cholesterin günstig beeinflusst. Bei *Typ-2-Diabetikern* sinken der Blutzuckerspiegel und das HbA_{1c}. In einer großen Studie mit 322 adipösen Typ-2-Diabetikern sank das HbA_{1c} bei schlecht eingestellten Diabetikern (HbA_{1c} >8,0%) um 0,53%, unter Placebo nur um 0,05% (Abb. 8.25). Das Plasmainsulin sinkt um ca. 15%. Die Behandlung mit Sulfonylharnstoffen konnte unter Orlistat oft abgesetzt

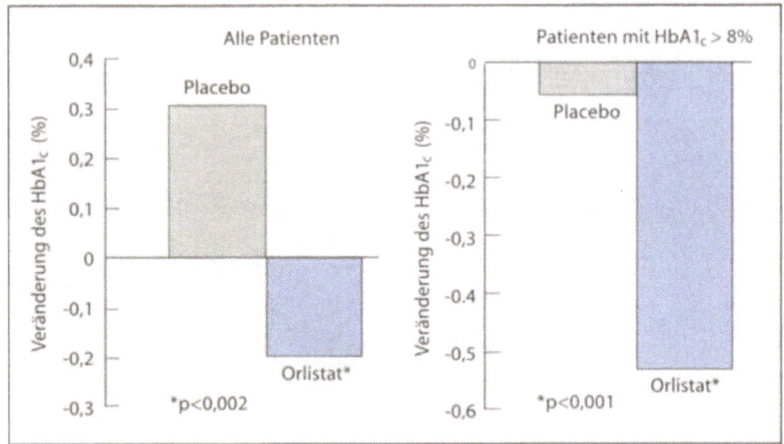

Abb. 8.25. Änderung des HbA_{1c} unter Placebo bzw. Orlistat bei 391 adipösen Typ-2-Diabetikern nach 1 Jahr. (Nach Hollander et al. 1998)

werden, eine Dosisreduktion wurde bei jedem 2. Diabetiker vorgenommen. Auch der *Blutdruck* wird positiv beeinflusst. Es sinken der systolische Wert und der diastolische um ca. 5 mmHg, auch die Herzfrequenz nimmt ab.

In einer Anwendungsbeobachtung konnten unter Bedingungen des niedergelassenen Arztes bei 15.549 Patienten erhebliche Verbesserungen des Risikoprofils beobachtet werden. Bei Patienten mit Fettstoffwechselstörungen sanken Gesamt- und LDL-Cholesterin sowie Triglyzeride um 13–18%, und das HDL-Cholesterin stieg um 13% an. Der Blutdruck nahm bei Hypertonikern um 18 mmHg systolisch und 13 mmHg diastolisch ab (Wirth u. Platon 2001).

Diskutiert wird, ob Orlistat neben der Gewichtsreduktion noch andere Wirkungen hat. Gezeigt wurde, dass Orlistat die Cholesterinresorption im Darm hemmt. Möglicherweise ist die Verbesserung der Insulinsensitivität größer als durch die Gewichtsabnahme erklärbar ist; diskutiert wird eine besonders ausgeprägte Reduktion der muskulären Triglyzeride.

Interaktionen mit anderen Pharmaka. Interaktionen mit bei der Adipositas häufig verwendeten Pharmaka sind bisher nicht festgestellt worden. Antihypertensiva (Beta-Blocker, Diuretika, ACE-Hemmer), Sulfonylharnstoffe, Fibrate, Digitalis und Phenprocumon bleiben unbeeinflusst, Gleiches

Tabelle 8.5. Unerwünschte Ereignisse (Nebenwirkungen) bei 688 Patienten unter Orlistat 3-mal 120 mg bzw. Placebo in der europäischen Multicenterstudie. Im Vordergrund stehen vorwiegend Beschwerden, die mit der Maldigestion von Fett zusammenhängen; bei längerer Behandlungsdauer gehen die Beschwerden deutlich zurück (Sjöström et al. 1998)

Nebenwirkung [%]	Im 1. Jahr Orlistat	Im 1. Jahr Placebo	Im 2. Jahr Orlistat	Im 2. Jahr Placebo
Fetter/öliger Stuhl	31	5	8	1
Vermehrter Stuhl	21	7	2	2
Weicher Stuhl	15	9	6	2
Flüssiger Stuhl	13	10	8	5
Bauchschmerzen	7	9	7	7
Flatulenz	7	3	3	2
Stuhlinkontinenz	7	0	2	0

gilt für orale Antikonzeptiva. Alkohol verändert die Orlistatwirkung nicht. Lediglich die Resorption von Cyclosporinen wird etwas gehemmt.

Nebenwirkungen. Orlistat wurde bisher weltweit von über 3.000.000 Adipösen zur Gewichtsreduktion eingenommen, über 10.000 Patienten waren in klinischen Studien eingeschlossen; es liegen demzufolge viele Daten zur Wirkung und zu Nebenwirkungen vor. Die Nebenwirkungen beschränken sich hauptsächlich auf das Gastrointestinalsystem und hängen mit der verminderten Fettverdauung zusammen: vermehrtes Auftreten weicher Stühle, Anstieg der Defäkationsfrequenz, Flatulenz, und in seltenen Fällen Stuhlinkontinenz (Tabelle 8.5).

Die fettlöslichen Vitamine A, D, E, K und Beta-Karotin werden geringgradig in ihrer Resorption vermindert. In klinischen Studien zeigt sich, dass trotz verminderter Serumkonzentration der Vitamine (0–18%) die Werte im Normbereich blieben.

Kontraindikationen. Pankreasinsuffizienz und jede Art von Malabsorption oder Maldigestion, Morbus Crohn, Colitis ulcerosa.

8.6.4 Weitere Pharmaka und Medizinprodukte

Alpha-Glukosidasehemmer (Acarbose, Miglitol). Wirkt im Prinzip ähnlich wie Orlistat, jedoch auf die Kohlenhydratresorption. Einige Studien belegen eine marginale Gewichtsabnahme, eine überzeugende Wirksamkeit wurde bisher nicht gezeigt.

Biguanide. Im Unterschied zu Sulfonylharnstoffen – diese erhöhen das Gewicht (!) – bewirken Biguanide (Metformin) eine leichte Gewichtsabnahme (Diabetes Prevention Program 2002). Neben den positiven Effekten auf die hepatische Glukoseproduktion ist diese Substanz daher für einen adipösen Typ-2-Diabetiker gut geeignet.

Schilddrüsenhormone. Da Schilddrüsenhormone den Grundumsatz erhöhen, werden sie immer wieder zur Gewichtsreduktion auch bei Euthyreose eingesetzt. Dies ist nicht gerechtfertigt. Der therapeutische Spielraum ist so gering, dass bei klinischer Wirkung bereits einer Hyperthyreosis factitia vorliegt.

Wachstumshormon. Wachstumshormon reduziert das Gewicht. Wegen der Nebenwirkungen ist es bisher für diese Indikation nicht zugelassen.

Leptin. Die Wirksamkeit wurde bisher nur bei Personen mit Leptinmangel nachgewiesen. Vermutlich werden nur Leptinanaloga klinisch zum Einsatz kommen (s. Kapitel 6.4).

Nikotin. Durch die sympathikotone Wirkung wird der Energieverbrauch gesteigert. Möglicherweise vermindert Nikotin auch den Hunger.

Coffein. Coffein allein senkt das Gewicht nur geringgradig. Viel ausgeprägter ist der Effekt in Kombination mit Ephedrin, was im Ausland pharmakologisch genutzt wird.

Olestra. Es handelt sich um ein synthetisch hergestelltes Sucrose-Triglyzerid mit 6–8 Fettsäuren. Aufgrund dieser veränderten chemischen Struktur wird es nicht abgebaut. Dieses Fett soll ähnlich schmecken wie natürliches Fett. Die Unverdaulichkeit von Fetten hat unvermeidliche Nebenwirkungen: Fettstühle, Diarrhö, Flatulenz und Tenesmen.

Quellstoffe. Cellulose enthalten CM3, BMI 23, Yogun und Caigua-Kapseln. Eine klinische nicht randomisierte Studie zeigte nach 6 Monaten mit CM3 eine um 3,7 kg stärkere Gewichtsabnahme als unter Placebo. Da Cellulose unverdaulich ist und auch im Bereich von Stenosen im Magen-Darm-Trakt quillt, können Obstruktionen entstehen. Kollagen (Matricur) hingegen wird vollständig verdaut und bereitet diese Probleme nicht; der Hersteller hält Rinder-Kollagen für unbedenklich hinsichtlich einer Infektion mit BSE. Was fehlt, sind kontrollierte Studien zur Effektivität.

Diuretika, Sauna, Tees. Diese Substanzen vermindern das Körperwasser und lassen das Körperfett unberührt.

8.7 Der Magenballon – obsolet?

Um das Hungergefühl zu reduzieren bzw. eine vorzeitige Sättigung zu erzielen, kann man Patienten einen Ballon aus Silikon, Latex oder Polyurethan über den Ösophagus in den Magen einführen und dort mit Luft oder Flüssigkeit füllen. Die Füllmenge beträgt 200–550 ml, was etwa 20–50% der Magenkapazität entspricht. Der Magenballon lässt sich mittels Ultraschall bzw. Röntgenstrahlen in seiner Lage und Größe kontrollieren. Die Flüssigkeit kann mit Methylenblau versetzt werden; bei einem Leck verfärbt sich dann der Urin. Der Ballon verbleibt in der Regel 3–10 Monate im Magen.

Die Behandlung kann mit einer Reihe von Komplikationen einhergehen: epigastrische Schmerzen, Übelkeit, Erbrechen, Erosionen, Druckulzera, Refluxösophagitis. Deflatiert der Ballon, kann er zu einem Ileus führen, was mit einer Häufigkeit von 1–2% beschrieben wird. Die Angaben zu Gewichtsabnahmen differieren erheblich. Während einige Autoren Gewichtsverluste bis 50 kg berichten, meinen andere, dass der Ballon einer Reduktionskost nicht überlegen sei (Geliebter et al. 1991). Indiziert ist der Ballon, wenn eine rasche und deutliche Gewichtsabnahme klinisch notwendig ist (z. B. Knie-TEP) und für niedrigkalorische Diäten keine Compliance vorhanden ist. Die hohe Komplikationsrate und die enormen Kosten lassen zurzeit keine klinische Verbreitung des Magenballons zu.

Der Magenballon ist selten indiziert, hat hohe Komplikationsraten und ist kostenintensiv.

8.8 Operative Therapie

Bei der Adipositas Grad III (BMI >40 kg/m²) sind konservative Therapiemethoden nur in Ausnahmefällen erfolgreich. Wer kennt schon viele Adipöse, die 30 kg und mehr über Jahre abgenommen haben? Eine ausgiebige und lang anhaltende Gewichtsabnahme ist beim Grad III der Adipositas besonders wichtig, da diese Patienten fast immer erhebliche Folgekrankheiten aufweisen, ihre Lebensqualität erheblich eingeschränkt und ihre Lebenserwartung deutlich reduziert ist.

8.8.1 Indikationen

International gesehen gibt es hier weitgehende Übereinstimmung:
- BMI >40 kg/m² (Adipositas Grad III),
- BMI >35 kg/m², wenn schwerwiegende Folge- und Begleitkrankheiten vorliegen wie Gonarthrose, Koxarthrose, Diabetes, Bluthochdruck, Schlafapnoe, Zustand nach Herzinfarkt, Apoplex usw.,
- mindestens 2 frustrane ernst gemeinte konservative Therapieversuche,
- Alter zwischen 20 und 60 Jahren. In Ausnahmefällen kann das Alter über- oder unterschritten werden.

Bei nahezu jeder Adipositas Grad III stellt sich die Frage nach einer operativen Therapie.

8.8.2 Kontraindikationen

Alter <20 und >60 Jahre, sekundäre Ursachen der Adipositas, entzündliche Darmerkrankungen, Psychosen, fehlende Krankheitseinsicht und Kooperation.

8.8.3 Operationstechniken

Es kommen sowohl Techniken infrage, die eine Magenrestriktion bewirken als auch solche, die eine Malabsorption verursachen; auch eine Kombination

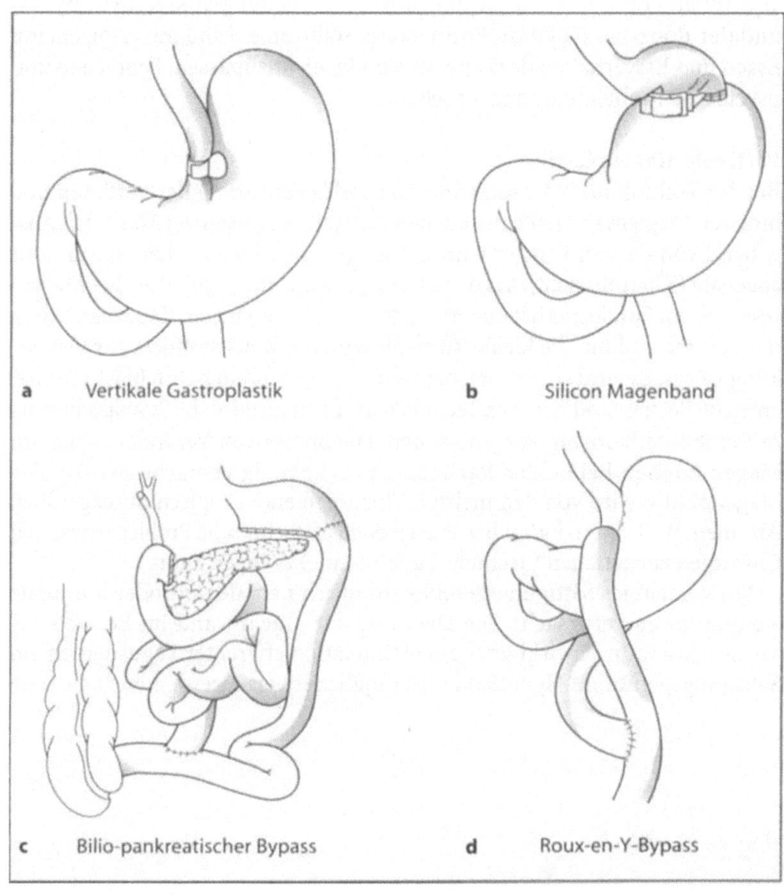

Abb. 8.26a–d. Magenrestriktionen als Monotherapie (**a, b**) oder in Kombination mit einer Operation zur Malabsorption (**c, d**). Die vertikale Magenplastik und das adjustierbare Magenband sind die zurzeit gängigen Methoden

aus beiden Verfahren ist möglich. Die reinen Malabsorptionstechniken mit Dünndarm-Bypass-Operationen wie jejunoilealer Bypass und Ileogastrotomie entsprechen nicht mehr dem heutigen Standard. In den letzten Jahren haben sich Magenrestriktionen durchgesetzt; es handelt sich im Wesentlichen um die vertikale Gastroplastik und das Magenband (Abb. 8.26). Besonders effektiv sind Kombinationstechniken, wie z. B. der biliopankreatische Bypass und der Roux-en-Y-Bypass. Postoperativ sollte eine Schulung erfolgen, um Essen und Essverhalten dem operierten Magen anzupassen; Erbrechen und psychische Probleme sind nicht selten.

Vertikale Magenplastik

Bei der Technik nach Mason wird ein rundes Fenster an der vorderen und hinteren Magenwand nahe der kleinen Kurvatur ausgestanzt (Abb. 8.27). Ausgehend von diesem Fenster wird der Magen parallel zur kleinen Kurvatur abgenäht (Klammernaht). Auf diese Weise entsteht ein 20–30 ml großes Magenreservoir im Fundus; es hat nur etwa 1/50 der ursprünglichen Kapazität. Durch das Fenster und um die kleine Kurvatur wird ein Kunststoffnetz zur Verstärkung gelegt. Es wird so verengt, dass ein 11–12 mm breiter Durchlass (Stoma) entsteht. Bei der modifizierten Technik nach Eckhout wird die Stomasicherung mit einem Silikonring vorgenommen. Die operativen Veränderungen am Magen können bei beiden Variationen rückgängig gemacht werden. Die Magenplastik wird von den meisten Chirurgen endoskopisch durchgeführt. Ab einem BMI von 50 kg/m² bestehen jedoch oft technische Probleme, was den Chirurgen zur „offenen“ Technik (Laparotomie) zwingen kann.

Ein vorzeitiges Sättigungsgefühl wird durch nervale und/oder humorale Adaptationen verursacht. Die Dehnung der Magenwand im Bereich der kleinen Kurvatur bewirkt über eine Stimulation efferenter Vagusnerven ein Sättigungsgefühl im Hypothalamus; möglicherweise werden auch gastrale

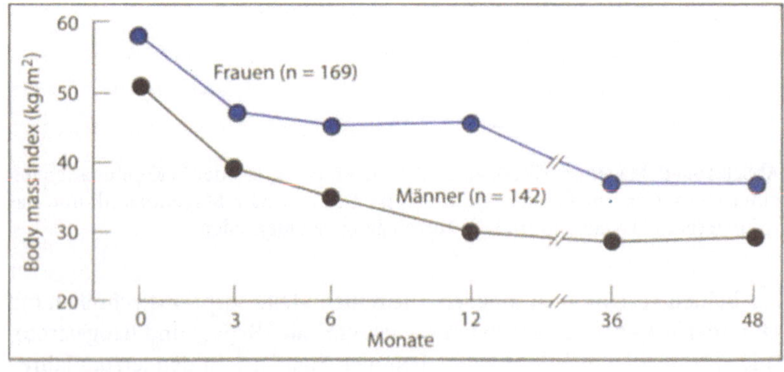

Abb. 8.27. Gewichtsreduktion durch vertikale Magenplastik nach Mason. (Nach Husemann 1994)

Hormone freigesetzt. Durchschnittliche Gewichtsabnahmen von 20–50 kg in den ersten beiden Jahren sind die Regel (s. Abb. 8.27). Etwa 20% der Patienten umgehen das Wirkprinzip (z. B. flüssige Schokolade) und nehmen nicht an Gewicht ab. Drei Regeln sind postoperativ unbedingt einzuhalten: 1. kleine Bissen und gut kauen; 2. kleine Mahlzeiten; 3. erst trinken und dann essen.

Der Eingriff ist nicht ohne Risiko. Die Sterblichkeit wird von erfahrenen Operateuren mit 0,2–0,5% angegeben. Operationsspezifische Komplikationen sind: Nahtdehiszenz, Auslassstenose und Magenperforation. Erste Kosten-Nutzen-Kalkulationen zeigen, dass die Operation einer konventionellen Therapie ab dem 6. Jahr überlegen ist.

Adjustierbares Magenband („gastric banding")

Das Magenband wirkt ähnlich wie die vertikale Magenplastik (s. Abb. 8.26 und Abb. 8.28). Ein Dacronband wird knapp unterhalb der Kardia außen um den Magen gelegt. Dadurch wird, ähnlich wie bei der vertikalen Magenplastik, ein Vormagen (Pouch) mit einem Volumen von ca. 40 ml geschaffen. Auch der Durchlass (Stoma) ist ähnlich weit wie bei der Magenplastik. Das Band ist im Durchmesser auch postoperativ verstellbar, da es mit einem flüssigkeitsgefüllten Reservoir (Portkammer) unter der Bauchhaut verbunden ist. Mithilfe einer Spritze kann man durch Änderung des Volumens

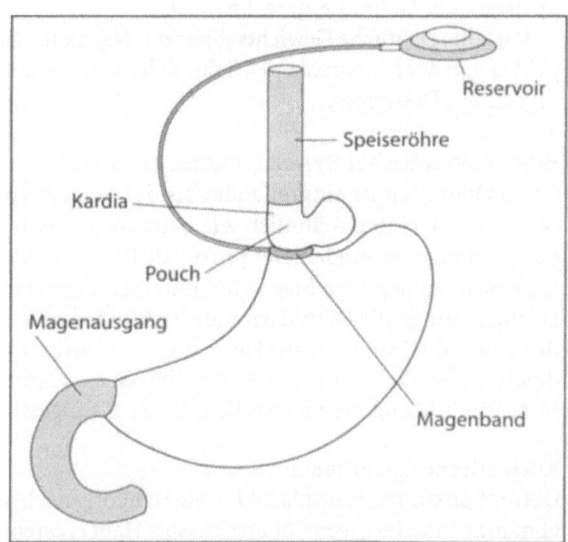

Abb. 8.28. Magenband („gastric band") mit Port (Flüssigkeitsreservoir), über den die Weite des Bandes und damit die Durchlassweite (Stoma) reguliert werden kann (von Husemann zur Verfügung gestellt)

im Reservoir die Stomaweite regulieren. Das Magenband wird heutzutage vorwiegend laparoskopisch implantiert.

Der Vorteil des Magenbandes gegenüber der Magenplastik ist darin zu sehen, dass der Magen operativ nicht verändert wird und das Band problemlos laparoskopisch entfernt (explantiert) werden kann. Probleme bei der Operation, Konversion von einer laparoskopischen zu einer laparotomischen Technik und Gewichtsabnahmen sind ähnlich wie bei der vertikalen Magenplastik. Operationstypische Komplikationen sind: Pouchdilatation, Verlagerung der Magens durch das Band nach kranial („slippage"), Stomaokklusion, Bandarrosion und Infektionen am Band und der Portkammer. Die Kosten für diese Technik sind höher als bei der Magenplastik, da das Magenband ca. 1.000.– EUR kostet.

Magen-Bypass

Diese Operation kombiniert die Effekte einer Restriktion und einer Maldigestion (s. Abb. 8.26). Der Mageneingang wird vom Restmagen getrennt und mit einer Dünndarmschlinge verbunden. Wie viel Dünndarm von der Verdauung ausgeschaltet wird, kann operativ festgelegt werden (proximaler oder distaler Bypass). Die Technik wird oft angewendet, wenn restriktive Operationsverfahren zu keiner befriedigenden Gewichtsabnahme geführt haben (Zweitoperation) oder mit der Aufnahme hochkalorischer flüssiger Speisen oder Getränke zu rechnen ist.

Vorteile: Deutliche Gewichtsabnahme. Nachteile: Großer operativer Eingriff (kann auch laparoskopisch durchgeführt werden), Probleme der Maldigestion, „Dumping".

Biliopankreatischer Bypass („duodenal switch")

Diese Operation ist eingreifender als der Magenbypass. Der Magen wird distal reseziert und – ähnlich wie beim Magenbypass – mit einer Dünndarmschlinge verbunden. Der proximale Dünndarm wird erst kurz vor dem Dickdarm an den vom Magen kommenden Dünndarmteil angeschlossen. Da nicht nur große Dünndarmteile funktionell ausgeschaltet werden, sondern auch die Pankreassäfte kaum noch zur Wirkung kommen, ist die Maldigestion erheblich. Diese Technik sollte nur bei extrem Adipösen mit hoher Komorbidität angewendet werden, da die Maldigestion erheblich ist.

Kosmetische Operationen

Dermolipektomie(Hautplastik). Sie ist häufig nach ausgiebiger Gewichtsabnahme indiziert, wenn überschüssige Haut entsteht. Bevorzugte Körperregionen sind der Unterbauch („Fettschürze“) und die Oberschenkel („Reithosen“). Oft ist eine Muskel- und Faszienstraffung nötig. Der Nabel wird häufig reseziert und neu implantiert. Da das Unterhautfettgewebe großflächig abgelöst wird, wird auch die segmentale nervale Innervation durchtrennt; resultierende Sensibilitätsstörungen können den Patienten erheblich irritieren. Die Dermolipektomie ist ein relativ großer chirurgischer Eingriff mit entsprechenden Komplikationen.

Liposuktion (Fettabsaugung). Lokale Fettansammlungen vorwiegend am Bauch, Hüften, Oberschenkeln und anderen Körperteilen werden mit einer Kanüle abgesaugt. Da es sich um eine ziemlich traumatisierende Therapie handelt, entstehen mehr oder weniger große Hämatome und Serome, die nach Resorption nicht selten Dellen auf der Haut hinterlassen. Größere Komplikationen wie flächenhafte Blutungen und Embolien sind selten. Die Liposuktion hat eine reine kosmetische Indikation. Die abgesaugte Fettmenge ist mengenmäßig gering, meist zwischen 500 und 3000 ml, sodass eine nennenswerte Reduktion der Körperfettmasse nicht erfolgt.

8.9 Wer bietet das beste Programm zur Gewichtsreduktion?

Im Folgenden werden einige Programme zur Gewichtsreduktion in Deutschland vorgestellt, die von Instituten, Firmen, Kliniken und Privatpersonen entwickelt worden sind. Unter „Programm“ wird eine Behandlung verstanden, die nicht nur eine singuläre Therapieart (z. B. Diät) beinhaltet, sondern einen multifaktoriellen Behandlungsansatz hat. Die folgende Darstellung der einzelnen Programme ist nicht vollständig.

8.9.1 „Abnehmen mit Genuss“ (AOK)

Die Programme „Vier-Jahreszeiten-Kur“ und „Vier-Wochen-Kur“ wurden durch „Abnehmen mit Vernunft“ abgelöst. Begriffe wie „Wunschgewicht“, „Fettreduktion“ und „kohlenhydratliberal“ sind Orientierungspunkte.

Es handelt sich um ein Fernprogramm, bei dem zunächst die Ernährung und das Essverhalten befragt werden. Der Teilnehmer erhält dann Motivationskarten, ein Trainingsbuch und eine Fett-Tabelle. Die Beratung erfolgt per Brief, E-Mail oder per SMS aufs Handy. Berater sind über eine Hotline befragbar.

Beurteilung: Mit Ausnahme der Verharmlosung von Kohlenhydraten ist die Ernährungsinformation korrekt. Es wird bezweifelt, dass eine nachhaltige Verhaltensänderung durch ein Fernprogramm – ohne Gruppe und ohne Gruppendynamik – gelingt.

Das Programm ist für AOK-Versicherte kostenlos. Hotline: 0551/5085252.

8.9.2 BODYMED

Ein Programm „von Ärzten für Ärzte" bietet ein Ernährungskonzept für Übergewichtige an. Es besteht aus Produkten zur Gewichtsreduktion, die durch orthomolekulare Produkte (Nahrungsergänzung, diätetische Lebensmittel, Multivitaminpräparate) ergänzt werden können. Die Körperzusammensetzung wird mittel Impedanzanalyse ermittelt. Ärzte können sich an einem Wochenende zu Kosten von 40 EUR schulen lassen, auch im Motivations- und Verkaufstraining. Die Gewichtsreduktion verläuft in 3 Phasen:

- Startphase (2 Tage): ausschließliche Ernährung mit 5-mal SAN.A.SLIM.
- Reduktionsphase: bis zum Erreichen des „Wohlfühlgewichts" durch Ersatz von 2 Hauptmahlzeiten durch SAN.A.FIT.
- Stabilisierungsphase: Sicherung der Gewichtsabnahme unter Verwendung von SAN.A.FIT.

SAN.A.SLIM und SAN.A.FIT (15 g Molkeneiweiß) sind Formuladiäten mit einem hohen Anteil an Molkeneiweiß und Mikronährstoffen.

Beurteilung: Die Therapie ist vorwiegend auf den Einsatz von Formuladiäten und die Ernährungstherapie ausgerichtet. Durch Supplementierung von Vitaminen, Mineralien und Spurenelementen kann man kein Gewicht abnehmen; bei ausgewogener Mischkostversorgung und Einsatz von Formuladiäten entstehen auch keine Defizite. Die Verhaltens- und Bewegungstherapie kommen zu kurz. Kontakt: 06849/600255.

8.9.3 Insumed

Die frühere Fa. Peloid bietet in 350 Beratungsstellen ein breites Programm zur Gewichtsabnahme an. Zum Einsatz kommen eine fettarme Mischkost, Formuladiäten und Bewegungstherapie. Die Körperzusammensetzung wird mittels Impedanzanalyse ermittelt. Zur Ernährungsberatung stehen Broschüren, Folien, Fragebögen, Merkblätter, Karteikarten und ein Teilnehmerpass zur Verfügung. Die Ärzte werden in einem Kurs mit 20 h und zusätzlichen Spezialthemen weitergebildet. Die Grundlagen sind in dem Buch „gesund-vital-schlank" von D. Pape, R. Schwarz und H. Gillessen festgehalten (Deutscher Ärzte-Verlag 2001).

Im Zentrum der ernährungsmedizinischen Überlegungen steht das 3-Mahlzeiten-Prinzip mit „optimaler Fettverbrennung durch Vermeidung der Insulinfalle". In der Reduktionsphase werden 1–2 Mahlzeiten durch Formuladiäten ersetzt. Ergänzt wird die Ernährungstherapie durch ein Ausdauertraining. In der Stabilisierungsphase (Langzeitbetreuung) wird die Formuladiät schrittweise durch eine kohlenhydratbetonte Mischkost ersetzt. Kosten: 25 EUR monatlich, in der Langzeitbetreuung 20 EUR pro Monat. Kontakt: 06131/240530.

Beurteilung: Es handelt sich um ein Stufenprogramm unter Verwendung von Formuladiäten, Nahrungsergänzungen und Bewegungstherapie. Ob man eine Ernährungsberatung aufgrund von Daten aus der Impedanzanalyse betreiben kann, wird bezweifelt.

8.9.4 Optifast 52-Programm

Das Programm wird in ca. 40 Optifast-Zentren in Deutschland durchgeführt, die vorwiegend Krankenhäusern angegliedert sind. Das Therapieteam besteht aus Ärzten, Psychologen, Ernährungsberatern und Physiotherapeuten, wobei nicht immer alle Berufsgruppen vertreten sind. Dem Team stehen umfangreiche Handbücher und Kompendien sowie Schulungsmaterialien zur Verfügung.

- Voruntersuchung und Einführung (1 Woche).
- Fastenphase (11 Wochen, wöchentliche Treffen). Ausschließliche Ernährung mit Optifast 800, einer Formuladiät mit 800 kcal/Tag verteilt über 5 Mahlzeiten. Bewegungstherapie wird ebenfalls praktiziert.
- Umstellungsphase (6 Wochen, wöchentliche Treffen): Schrittweise wird die Formuladiät reduziert und durch eine Mischkost ersetzt. Menüpläne stehen zur Verfügung. Bewegungstherapie wird ausgeweitet.
- Stabilisierung und Intensivierung (33 Wochen, Treffen alle 2 Wochen): Ziel ist vorwiegend die Gewichtserhaltung.

Beurteilung: Das Optifast-Programm ist auf eine effektive und langfristige Gewichtsreduktion bei Adipösen angelegt. Ob es diesem Anspruch gerecht wird, wird unterschiedlich beurteilt. Kurz- und möglicherweise mittelfristig lässt sich mit diesem Vorgehen das Gewicht deutlich vermindern. Ob die initiale Therapie mit ausschließlicher Formuladiät und späterem Übergang zu einer Mischkost sinnvoll ist, wird kontrovers diskutiert. Die Bewegungstherapie ist hinsichtlich Konzeption und Durchführung änderungsbedürftig.

8.9.5 PreCon

Die frühere Deutsche Gesellschaft für gesundes Leben (DGGL) hat viele Ärzte unter Vertrag. Die Gewichtsreduktion wird durch eine hypoenergetische Kost induziert, wobei eine sog. Basis-Diät (BCM=„body cell mass") als Formulakost parallel zu einer Mischkost verabreicht wird. Die Ernährung ist fettarm und kohlenhydratreich, Mikronährstoffe sind ausreichend vorhanden. „Erfolgsstrategie ist das 3-Mahlzeiten-Prinzip ... zur optimalen Fettverbrennung". Die Patienten werden in Gruppen betreut. Die Körperzusammensetzung wird mittels Impedanzanalyse ermittelt.

Das Programm gliedert sich in 4 Phasen:

1. Startphase: 2 Tage lang ausschließlich 5-mal am Tag BCM-Diät;
2. Reduktionsphase: ein- bis mehrmonatiger Ersatz von 2 Hauptmahlzeiten durch BCM-Diät kombiniert mit einem Milchprodukt;
3. Integrationsphase: Ersatz von 1 Hauptmahlzeit durch BCM-Diät über 6–8 Wochen;
4. Stabilisierungsphase: über 8–12 Wochen Umstellung auf alleinige Mischkost.

Das Programm ist so angelegt, dass es niedergelassenen Ärzten sowohl inhaltlich als auch ökonomisch eine Basis zur Behandlung Adipöser liefert. Mit der Impedanzmethode werden nicht nur die fettfreie Masse und das Körperfett ermittelt, sondern u. a. auch die Körperzellmasse (BCM), ein wissenschaftlich nicht evaluiertes Verfahren. Aus der BCM werden zudem Rückschlüsse auf Funktionszustände des Körpers gezogen.

Kosten: Beratungspauschale von 18 EUR pro Monat. Eine Dose BCM-Basiskost mit 28 Portionen kostet 38,50 EUR.

8.9.6 Basis Adipositas (Abbott)

Es handelt sich um ein Informations- und Motivationsprogramm mit insgesamt 3 Gruppendoppelstunden. Danach entscheiden sich die Teilnehmer, ob sie am Kurs „Adipositas-Praxis“ oder an einem anderen Programm teilnehmen (z. B. Volkshochschule). Die Veranstaltungen sind kostenlos.

8.9.7
Adipositas-Praxis (Abbott)

Das Programm wurde von Promotio erstellt und wird in mehreren Gesundheitszentren durchgeführt. Dem Kursleiter stehen verschiedene Materialen einschließlich Trainerhandbuch und ca. 200 Folien zur Verfügung. Das 12-wöchige Programm mit geschlossenen Kleingruppen gliedert sich in 2 Teile:
- Intensiv-Kurs über 6 Wochen: Zweimal wöchentlich finden Kurstreffen statt, wobei in der ersten Stunde Themen wie Bewegung, Ernährung und Verhalten anstehen. In der 2. Stunde wird gemeinsam Sport betrieben.
- Follow-up-Kurs über 6 Wochen: Die Treffen finden nun wöchentlich statt. Die Themen und der Sport werden fortgeführt.

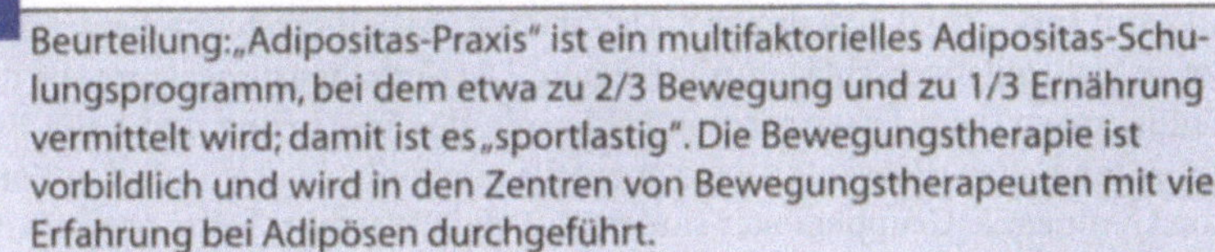

! Beurteilung: „Adipositas-Praxis“ ist ein multifaktorielles Adipositas-Schulungsprogramm, bei dem etwa zu 2/3 Bewegung und zu 1/3 Ernährung vermittelt wird; damit ist es „sportlastig“. Die Bewegungstherapie ist vorbildlich und wird in den Zentren von Bewegungstherapeuten mit viel Erfahrung bei Adipösen durchgeführt.

Kosten: Die Teilnehmer entrichten 15–20 EUR pro Doppelstunde. Das Schulungsmaterial einschließlich des Trainings an einem Wochenende kostet 600 EUR. Hotline: 0621/5943435.

8.9.8
tri-fit

Dieses Programm beinhaltet einen multifaktoriellen Ansatz mit einem Stufenmodell. Die einzelnen Therapieelemente können flexibel auf den einzelnen Patienten zugeschnitten werden. Es wurde nach Vorstellungen von Leitlinien entwickelt. Zur Schulung stehen ein Curriculum und ca. 100 Folien zur Verfügung. Geschult wird in geschlossenen Kleingruppen mit insgesamt 14 Doppelstunden.

Es gliedert sich in eine
1. Abnehmphase (3 Monate),
2. Stabilisierungsphase (3 Monate) und
3. Langzeitbetreuung (6 Monate).

Neben einer fettarmen Mischkost kann auch eine Formuladiät zum Ersatz einer oder zwei Hauptmahlzeiten zum Einsatz kommen.

Beurteilung: Lobenswert ist der multifaktorielle Therapieansatz mit Leitlinienorientierung. Die Formuladiät findet wenig Akzeptanz. Hotline: 033203/250-35.

8.9.9 „Weight Watchers"

Weight Watchers betreut Teilnehmer in 1.700 Gruppen in 700 Orten in Deutschland. Teilnehmer sind vor allem Frauen (96%) mit einem mittleren Alter von 39 Jahren und einem BMI von durchschnittlich 27 kg/m². Es gibt ein Gruppenprogramm und ein Fernprogramm.

Gruppenprogramm. Das Programm besteht aus einer Änderung von Ernährung, Bewegung, Verhalten und der Gruppe. Vermittelt wird eine Mischkost mit 1.100–1.350 kcal pro Tag. Als Zubereitungshilfen stehen Broschüren sowie Mahlzeitenvorschläge zur Verfügung. Das Verhaltensprogramm soll den Teilnehmern beim Erkennen von Fehlern in der Ernährung und beim Essverhalten helfen. Bewegung wird ebenfalls empfohlen, vorwiegend in Form von Gymnastik. Gruppenleiter sind von „Weight Watchers" ausgesuchte und geschulte Laien; sie waren früher selbst übergewichtig bzw. adipös. Kosten: Aufnahmegebühr 15 EUR, Wochengebühr 9,75 EUR. Hotline: 01802/234564.

Fernprogramm. Für 30 EUR kann ein Mini-Set und für 66 EUR ein Maxi-Set erworben werden. Die Sets enthalten Broschüren, Tagebücher und weitere Hilfsmittel. Die Informationen gibt es auch als EDV-Versionen zu höheren Preisen.

Beurteilung: Ob die Gruppenleiter aufgrund ihrer Ausbildung in der Lage sind, in der Gruppe sinnvoll gruppendynamisch zu agieren, wird bezweifelt. Die Bewegungstherapie findet nicht in der Gruppe statt; sie wird empfohlen. Vermisst wird eine ärztliche Untersuchung und eine medizinische Indikation zur Gewichtsreduktion.

8.9.10 Xeni-calculiertes Abnehmen (Roche)

Das Programm basiert auf verhaltenstherapeutischen Prinzipien. Dem Kursleiter stehen ein Trainermanual, ein Flipchart mit ca. 50 Charts, Videos und Lebensmittelkarten neben anderem Schulungsmaterial zur Verfügung. Für Patienten gibt es ebenfalls ein Manual mit einem „Fettkonto" (1 g Fett=1 Fettpunkt).

In den 8 Doppelstunden über 8 Monate geht es um die Ernährung, das Essverhalten und die Bewegung. Die Kursleiter werden von Roche geschult („train the trainer"). Die Kleingruppen sind offen für Neuzugänge.

Beurteilung: Die verhaltenstherapeutischen Inhalte sind vorbildlich. Die Ernährungsschulung zielt fast ausschließlich auf die Fettreduktion und propagiert „Kohlenhydrate ad libitum", was für Patienten mit geringem Energieverbrauch problematisch ist. Die Bewegungstherapie kommt praktisch zu kurz.

Kosten: 15–20 EUR pro Doppelstunde. Kontakt: für Ärzte 040/303792340, für Patienten 040/30379230.

8.9.11 Programme in Rehabilitations- und Kurkliniken

Etwa 500.000 Patienten reduzieren jährlich in etwa 1.000 Reha- und Kurkliniken ihr Gewicht. Die dort praktizierten Verfahren variieren erheblich von bloßer Verordnung einer Reduktionskost bis hin zum multifaktoriell konzipierten und interdisziplinär durchgeführten Schulungsprogramm. Nicht wenige Kliniken pflegen Außenseitermethoden hinsichtlich der Ernährung (z. B. Schroth-Kur, Trennkost, Buchinger-Fasten).

Kostenträger einer solchen stationär oder teilstationär durchgeführten Gewichtsreduktion sind überwiegend die Rentenversicherungsträger, die Reha-Maßnahmen als Heilverfahren für ca. 3 Wochen gewähren. Kostenträger können aber auch Krankenkassen sein.

Das Hauptproblem solcher stationärer und teilstationärer Behandlungen ist die fehlende Langzeitbetreuung der Patienten. Nach derzeitigen Vorstellungen sollen niedergelassene Ärzte die in der Klinik begonnene Therapie fortsetzen, wofür sie weder eine ökonomische noch eine qualifikatorische Basis haben. Eine Untersuchung zeigte, dass 1 Jahr nach der Reha-Maßnahme nur noch 21% einen Erfolg (Gewichtskonstanz oder weitere Gewichtsreduktion) aufwiesen (Abb. 8.29). Wurden die Patienten hingegen 2-mal telefonisch kontaktiert und zu Hause besucht, lag die Erfolgsrate bei 33% (Hillebrand et al. 1996).

Solange Adipöse vom niedergelassenen Arzt nicht adäquat behandelt werden können, sollten Adipöse mit Begleit- und Folgekrankheiten (multimorbide) einer Reha-Maßnahme in spezialisierten Kliniken zugewiesen

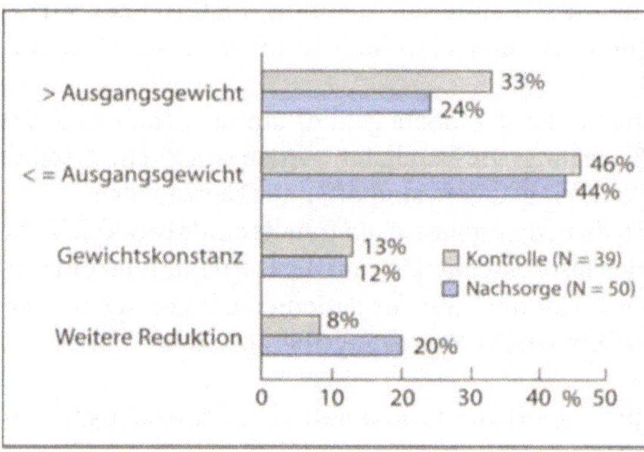

Abb. 8.29. Gewichtsveränderungen bei 89 Adipösen der unteren Sozialschicht im Anschluss an eine 4-wöchige Rehabilitationsmaßnahme mit Adipositasschulung. Die Gruppe wurde im Folgejahr 2-mal telefonisch kontaktiert und einmal zu Hause besucht (Hillebrand u. Wirth 1996)

werden. Um niedergelassenen Ärzten und Kostenträgern die Auswahl einer geeigneten Klinik zu ermöglichen, sind Qualitätsstandards erarbeitet worden (www.adipositas-gesellschaft.de).

8.10 Fazit

FAZIT

- Die Therapie sollte immer multifaktoriell sein:
  - Basistherapie: Ernährungsumstellung+Bewegungstherapie+Verhaltensmodifikation;
  - erweiterte Therapie: Pharmaka, Operation.
- Die Behandlungsstrategie muss langfristig angelegt sein – Adipositas ist eine chronische Krankheit.
- Ziel der Therapie – bis zu einem BMI von 33 kg/m^2 – ist eine Gewichtsabnahme von 5–10% des Ausgangsgewichts.
- Das Erreichen eines Normalgewichts oder gar Schlanksein ist ein illusorisches Therapieziel.
- Diäten (=kurzfristige Ernährungsumstellung) sind keine geeigneten Mittel zur Gewichtsreduktion; nur eine auf Jahre konzipierte Ernährungsumstellung bringt langfristig Erfolg.
- Wer will kann fasten – jedoch nicht zur Gewichtsreduktion!

- Am wichtigsten ist die Fettreduktion („Fett macht fett").
- Komplexe Kohlenhydrate können in Maßen gegessen werden; sie sättigen und werden nur bei Überernährung in Fett umgewandelt.
- Die fettarme, kohlenhydratbetonte, energiereduzierte Mischkost ist die Standardkost zur Gewichtsabnahme.
- In Sonderfällen kann auch eine eiweißreiche Mischkost oder eine Formuladiät zur Anwendung kommen.
- Eine alimentäre Gewichtsreduktion führt durch Abnahme der Muskelmasse zur Reduktion des Energieverbrauches: Diese Adaptation verhindert eine fortgesetzte Gewichtsabnahme, es sei denn, die Energieaufnahme wird immer weiter eingeschränkt.
- Einen Ausweg bietet die Bewegungstherapie: Muskelarbeit in Kombination mit einer Reduktionskost verhindert weitgehend den Muskelabbau.
- Die Bewegungstherapie ist kein Mittel zur schnellen Gewichtsabnahme, jedoch eine probate Möglichkeit zur Gewichtserhaltung, dem Hauptproblem einer langfristigen Gewichtsreduktion.
- Eine Bewegungstherapie sollte immer – falls keine Kontraindikation besteht – mit einer Reduktionskost kombiniert werden.
- Reduktionskost und Bewegungstherapie wirken synergistisch. Durch eine begleitende Bewegungstherapie
  - steigt die Leistungsfähigkeit trotz Gewichtsabnahme,
  - entstehen eine Reihe von zusätzlichen positiven Veränderungen.
- Adipositas assoziierte Krankheiten werden durch eine Gewichtsabnahme günstig beeinflusst:
  - kardiovaskuläre Risikofaktoren werden bei jedem Zweiten beseitigt,
  - jeder 3. Schlafapnoiker wird beschwerdefrei,
  - die orthopädischen Folgekrankheiten werden in der Progression gehemmt,
  - jede 2. infertile Frau wird schwanger,
- psychische Probleme und soziale Nachteile verschwinden.
- Um eine dauerhafte Gewichtsreduktion zu erreichen, muss sich das Verhalten (Essen und Bewegung) ändern; sinnvoll ist daher die Initiierung einer Verhaltensmodifikation in der Gruppe.

- Für Medikamente gibt es klare Indikationen; als unterstützende Therapie sind empfehlenswert:
  - Sibutramin (Reductil),
  - Orlistat (Xenical).
- Der Magenballon ist nur selten indiziert.
- Eine restriktive Magenoperation ist ab einem BMI von 40 kg/m^2 indiziert; zur Anwendung kommen vorwiegend:
  - vertikale Magenplastik,
  - adjustierbares Magenband.
- Eine Magenoperation ist langfristig einer konservativen Therapie hinsichtlich Effizienz und Kosten überlegen.
- In Deutschland werden verschiedene multifaktorielle Programme zur Gewichtsreduktion angeboten; Vor- und Nachteile sollte man kennen.

9 Adipositas bei Kindern und Jugendlichen – ein rapide wachsendes Problem

9.1 Definition von Übergewicht und Adipositas

Im Unterschied zu Erwachsenen kann die Adipositas bei Kindern und Jugendlichen nicht nach Kriterien der Morbidität diagnostiziert werden; adipositasassoziierte Krankheiten sind in diesem Alter selten. Offensichtlich ist auch, dass Parameter für die Körperfettmasse sich nach dem Alter und dem Geschlecht richten müssen.

Durchgesetzt hat sich in letzter Zeit die Beurteilung nach dem BMI (=„body mass index"). Es gelten jedoch nicht die Grenzen von >25 kg/m² für Übergewicht und >30 kg/m² für Adipositas wie bei Erwachsenen, sondern Perzentilen des BMI (Abb. 9.1); die Perzentilen sind alters- und geschlechtspezifisch. Die Deutsche Adipositas-Gesellschaft (DAG) hat die Empfehlungen der European Childhood Obesity Group zur Klassifizierung übernommen (Rolland-Cachera et al. 1991). Die „Arbeitsgemeinschaft Adipositas im Kinds- und Jugendalter" hat 17 Studien in Deutschland zusammengetragen und ausgewertet (Kromeyer-Hauschild et al. 2001).

Demnach gilt:
- BMI >90. Perzentile=Übergewicht,
- BMI >97. Perzentile=Adipositas.

> **!** Die Körperfettmasse kann durch Messung der Hautfaltendicke, Ultraschalluntersuchung, Impedanzanalyse, DEXA, Densitometrie, MRT und weitere Methoden beurteilt werden (s. Kapitel 3).

> **!** Die Häufigkeit der Adipositas nimmt bei Kindern und Jugendlichen schneller zu als bei Erwachsenen.

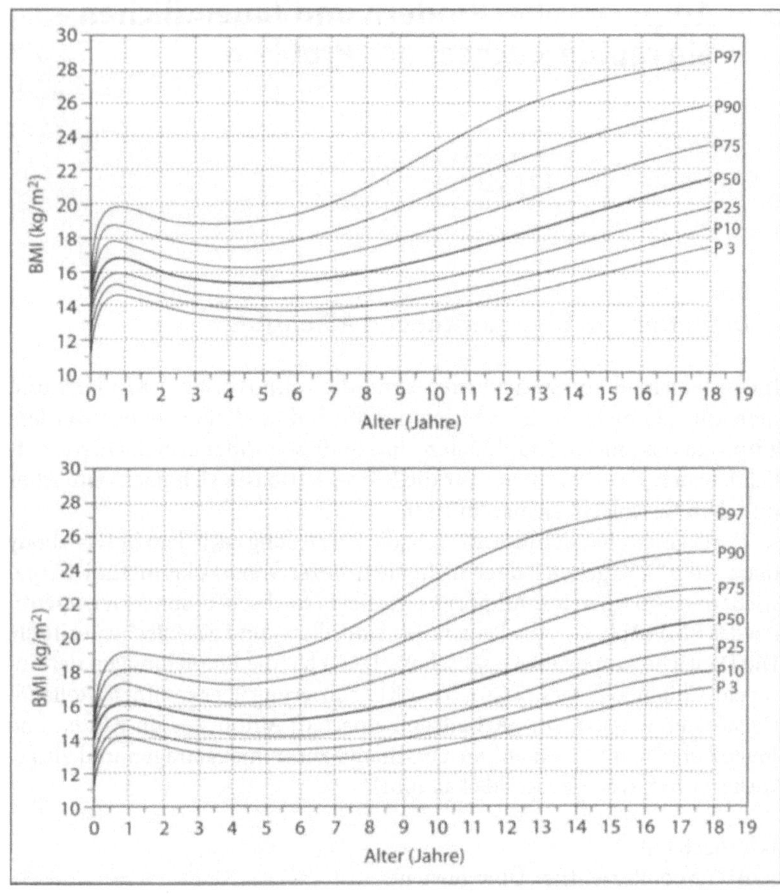

Abb. 9.1. Perzentilen für den BMI von Jungen (*oben*) und Mädchen (*unten*) im Alter von 0–18 Jahren. Die Daten basieren auf einer Erhebung von 17 Untersuchungen (Kromeyer-Hauschild et al. 2001)

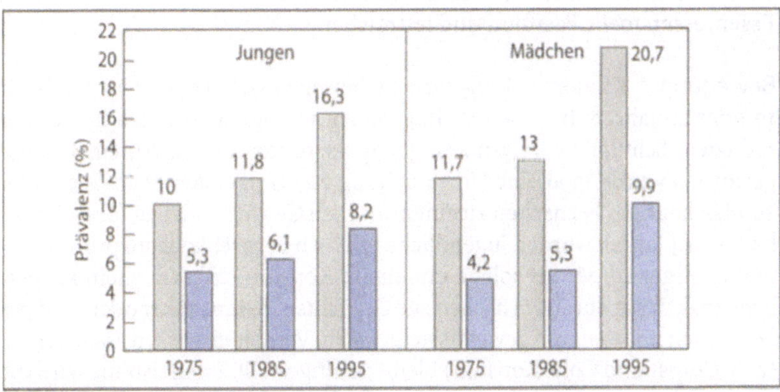

Abb. 9.2. Prävalenz (Häufigkeit) von Übergewicht und Adipositas bei 781—1.002 Jungen und Mädchen im Alter von 7–14 Jahren in Jena. (Nach Kromeyer-Hauschild et al. 1999)

9.2 Häufigkeit von Übergewicht und Adipositas

Aufgrund der zunehmenden Forschung hinsichtlich der Adipositas im Kindes- und Jugendalter, gibt es nun auch für Deutschland gute Daten. In Jena werden seit Mitte der 70er-Jahre in 10-Jahres-Abständen Kinder und Jugendliche untersucht, zuletzt 1995 (Kromeyer-Hauschild et al. 1999; Abb. 9.2). Die Häufigkeit für Übergewicht betrug bei den 7- bis 14-jährigen Mädchen 16,3% und den Jungen 20,7%; die Raten für die Adipositas lagen bei den Mädchen bei 8,2% und den Jungen bei 9,9%. Innerhalb von 20 Jahren hat sich die Häufigkeit von Übergewicht und Adipositas verdoppelt.

9.3 Ursachen für die Adipositas

Essen und Essverhalten. Die Ernährung von Kindern und Jugendlichen hat sich in den letzten Jahren grundlegend geändert. Jugendliche unterliegen erheblichen Trends in der Ernährung und üben untereinander psychischen Druck aus. Sie orientieren sich – auch beim Essen – mehr an Gleichaltrigen und Trends, weniger an den Eltern. In der Schule sind z. B. Butterbrot und Apfel durch Riegel und Fastfood ersetzt worden. Aber auch zu Hause hat sich im Vergleich zu früher viel geändert: Mahlzeiten im Familienkreis sind eher eine Seltenheit; auch die Eltern nehmen sich weniger Zeit zum Essen, essen mehr Fastfood und fettreicher.

Bewegung. Kinder und Jugendliche bewegen sich weniger als noch vor 10 oder 20 Jahren. In vielen Wohngebieten wurden Spielplätze für Kinder reduziert. Schulpläne weisen weniger Sportstunden aus als früher. Bekannt geworden wurde 1996 eine Untersuchung von Gortmaker et al. (1996), der zufolge häufiges Fernsehen zu einem starken Gewichtsanstieg führt. Innerhalb von 4 Jahren wurden Jugendliche mit >5 h Fernsehkonsum pro Tag 4,6-mal häufiger adipös als solche mit einem Konsum <2 h. Ob allein körperliche Inaktivität durch Fernsehen zur Gewichtszunahme führt oder häufiges Fernsehen mit weiteren gewichtssteigernden Verhaltensweisen assoziiert ist (z. B. Chips- und Cola-Konsum) bleibt dahingestellt. Zweifelsohne wird die spontane körperliche Aktivität auch vererbt; ihr Anteil am aktuellen Gewicht wird mit etwa 30% angegeben.

9.4 Folgen der Adipositas: Krankheiten, Probleme und Nachteile

Selbst junge Menschen haben vielfältige Krankheiten, wenn das Gewicht über die Normalität nach oben ansteigt. Wie bei den Erwachsenen steht auch bei der jungen Altersklasse die Hypertonie ganz oben; sie ist ca. 8-mal häufiger bei übergewichtigen als bei normalgewichtigen Jugendlichen, wie in der Bogalusa Heart Study nachgewiesen wurde (Srnivasan et al. 1996). Im Vergleich zu normalgewichtigen Jugendlichen kommt eine Hypertriglyzeridämie 8-mal, ein niedriges HDL-Cholesterin 5-mal und ein hohes LDL-Cholesterin 3 mal häufiger vor. Diabetische Kinder wurden ausschließlich bei den Übergewichtigen gesehen. Bedenkt man, dass die meisten übergewichtigen Jugendlichen auch im Erwachsenenalter adipös bleiben, sind die Organschäden aufgrund einer Arteriosklerose wie Herzinfarkt und Apoplex abzusehen.

Ähnlich wie Erwachsene sind auch Kinder und Jugendliche einem psychosozialen Druck ausgesetzt; Dicksein ist nicht „in". „Dicke" werden in der Schule und von Gleichaltrigen gemieden, isoliert, verspottet und gemobbt. Sie werden auch häufig von den Lehrer benachteiligt, erhalten schlechtere Noten und haben später in der Ausbildung und im Beruf geringere Chancen. Übergewichtige Mädchen sind besonders übel dran, da sie mit ihrem „body image" nicht zurechtkommen. Fast alle „diäten" und unterwerfen sich rigorosen Essregeln; viele von ihnen entwickeln eine Essstörung, wie viele, ist nicht sicher bekannt.

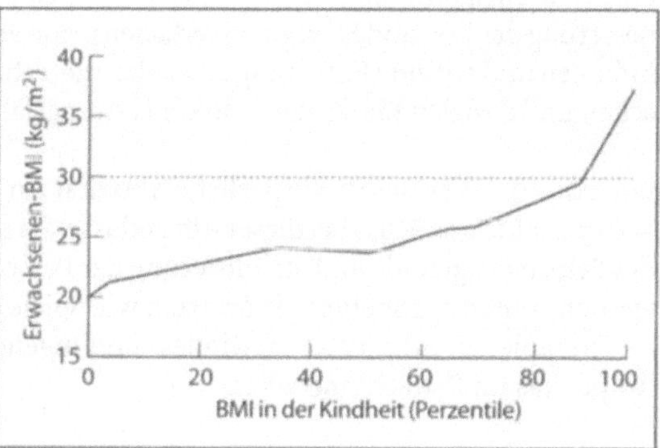

Abb. 9.3. Persistenz des BMI vom Kindes- und Jugendalter zum Erwachsenenalter. Untersucht wurden 2.617 Kinder und Jugendliche im Alter von 2–17 Jahren und 17 Jahre später. Wer die 90. Perzentile überschritt (s. Abb. 9.1) wurde mit großer Wahrscheinlichkeit im Erwachsenenalter adipös. (Nach Freedman et al. 2001)

9.5 Prävention der Adipositas im Erwachsenenalter

Werden aus übergewichtigen und adipösen Kindern und Jugendlichen übergewichtige und adipöse Erwachsene? Hierzu gibt es gute Daten, insbesondere von der Bogalusa Heart Study (Freedman et al. 2001). Von den übergewichtigen Kindern und Jugendlichen im Alter von 2–17 Jahren waren nach 17 Jahren 77% adipös. Es bestand eine enge Beziehung zwischen dem BMI in der Kindheit und dem im Erwachsenenalter (Abb. 9.3).

Betrachtet man das körperliche, psychische und seelische Leid von erwachsenen Adipösen vor dem Hintergrund eines selten langfristigen Therapieerfolges, wird die Bedeutung der Prävention im Kinder- und Jugendalter eklatant. Die Notwendigkeit einer frühen Prävention und die realen Maßnahmen und Programme klaffen hier besonders weit auseinander – nicht nur in Deutschland. Die Eltern, Kinderärzte, Adipositas-Experten, Schulen, Kommunen und Gesundheitspolitiker sind hier gleichermaßen gefordert.

9.6 Therapie: nicht ohne die Eltern

Therapieziele. Therapieziel ist die Verringerung der Körperfettmasse, nicht in jedem Fall eine Reduktion des Gewichts, da Kinder und Jugendliche noch wachsen. Ab dem 6. Lebensjahr und ab der 97. Perzentile soll immer das Gewicht vermindert werden, zwischen der 90. und 97. Perzentile nur dann, wenn Folgekrankheiten der Adipositas bestehen; ist Letzteres nicht der Fall, genügt eine Gewichtskonstanz. Neben dem Gewicht zielt die Therapie auf eine Verbesserung des Ess- und Bewegungsverhaltens, eine Verminderung der Komorbiditäten und auf eine Entfaltung einer altersgerechten körperlichen, psychischen und sozialen Entwicklung sowie Leistungsfähigkeit ab.

Bewegung. Vermehrte körperliche Aktivität zur Steigerung des Energieverbrauchs ist ein Muss bei dieser Altersklasse. Sie trägt auch zur Steigerung des Selbstwertgefühls und Stabilisierung der Persönlichkeit bei. Praktiziert werden sollten spaßbetonte Sportarten wie Spiele aller Art.

Therapie der Adipositas im Kindes- und Jugendalter ist Prävention der Adipositas im Erwachsenenalter.

Ernährung und Essverhalten. Bei der Lebensmittelauswahl sollten pflanzliche Produkte oben an stehen; dies beinhaltet in der Praxis eine kohlenhydratreiche Kost. Selbstverständlich sind fettarme Lebensmittel zu bevorzugen. Zudem sollte die Kost ausreichend Eiweiß enthalten, da Kinder und Jugendliche im Wachstumsalter sind; eine rein vegetarische Kost kann hier Probleme bereiten. Wichtig ist, von Fertigprodukten wie Riegel, „Fettigkeiten" beim Bäcker und Nuss-Nougat-Cremes wegzukommen zu selbst zusammengestellten Mahlzeiten. Softdrinks mit hohem Zuckergehalt müssen durch Mineralwasser, Tee und Light-Produkte ersetzt werden. Reduktionsdiäten mit vorgegebenem Energiegehalt (z. B. 1.200 kcal/Tag) sind nicht zu empfehlen.

Selbstverstärkung/Dokumentation. Eine Änderung der Lebensweise gelingt besser, wenn Essen und Bewegen dokumentiert, besprochen und – hoffentlich! – gelobt wird.

Schulungs- und Trainingsprogramme sind bisher von der Deutschen Adipositas-Gesellschaft nicht zertifiziert.

9.7 Schulungs- und Trainingsprogramme

Anforderungen. Die Arbeitsgemeinschaft „Adipositas im Kindes- und Jugendalter" hat ein Anforderungsprofil skizziert. *Schulungsziele* sind eine langfristige Gewichtsreduktion mit Kompentenz- und Verhaltensänderung hinsichtlich der Ernährung und Bewegung. Das *Setting* sollte so gestaltet sein, dass in Kleingruppen ein qualifiziertes interdisziplinäres Team über 12 Monate eine Therapie durchführt. Die Betroffenen erhalten *Informatio-*

nen über Folgen der Adipositas, Energiebilanz, Mechanismen der Gewichtsregulation und Einfluss von Umwelt und Genetik auf die Adipositas. In folgenden *Modulen* sollen sie geschult werden:

- Ernährung: Nahrungsenergie, Lebensmittelgruppen, Makronährstoffe, Getränke, Hunger, Sättigung, Mahlzeitenzubereitung, Esskultur, Essgenusstraining, Essprotokoll.
- Bewegung und Sport: Körperwahrnehmung, Körperbewusstsein, Belastungskontrolle, Ausdauer, Koordination, Verletzungsprophylaxe, Sportangebote, Sportausrüstung, Bewegungsprotokoll.
- Psychosoziale Aspekte: Erarbeitung realistischer Zielvorstellungen, Stärkung von Selbstbewusstsein und Eigenakzeptanz, ausgewogene Lebensgestaltung.

FITOC. Das Programm wendet sich an 8- bis 11-jährige Kinder, die insgesamt 12 Monate von einem Team, bestehend aus einem Arzt, Ökotrophologen, Sportlehrer und Psychologen, betreut werden. Ziel ist es, langfristig eine Lebensstiländerung über eine Umstellung von Ernährung, Sport, und Verhalten zu erreichen und die Körperwahrnehmung zu steigern. Ärztliche Eingangs- und Kontrolluntersuchungen werden durchgeführt. Das Programm hat folgende Phasen:

- Intensivphase (8 Monate): Sport 3-mal pro Woche; in 4- bis 6-wöchigen Abständen Kindernachmittage und Elternabende; individuelle Termine zur Ernährungsberatung und psychologische Betreuung.
- Überwachungsphase (4 Monate): Sport 1- bis 2-mal pro Woche; Fortsetzung der Kindergesprächsrunden und Elternabende; danach halbjährliche Kontrolluntersuchungen.

Erste Ergebnisse vom Outcome dieses Programms sind veröffentlicht.
Kontakt: 0761/270-7473.

Mobby Dick/KIFAZ. Dieses Gesundheitsprogramm ist für übergewichtige Kinder im Alter von 3–17 Jahren gedacht. Nach einer pädiatrischen Untersuchung treffen sich die Kinder 1 Jahr lang 1-mal pro Woche zur Ernährungsberatung und zum Kochen mit einer Ökotrophologin; zudem trainieren sie mit einem Sportlehrer. In Rollenspielen und Gesprächen werden Strategien gehen Ausgrenzungen geübt. Flankierend steht ein Psychologe zur Verfügung. Außerdem ist eine Familienberatung durch eine Ärztin möglich. Die Treffen finden alle 4–6 Wochen in Gruppen mit 12–15 Kindern statt:

Ziele sind die langfristige Gewichtsabnahme, die Änderung von Ernährungs- und Freizeitgewohnheiten und die Verbesserung der Lebensqualität.

Kosten: ca. 100 EUR pro Kind und Monat. Kontakt: 040/32525238.

Power Kids. Es handelt sich um ein 12-wöchiges verhaltenstherapeutisch orientiert Therapieprogramm. Die Kinder im Alter von 8–12 Jahren erhalten einen Trainingskoffer mit Videokassetten, Arbeitsheft, Aufkleber usw. Die Kinder analysieren die Ernährung und Essgewohnheiten mit Hilfe von Fettzie-Punkten. Sportie- und Schlaffie-Punkte sollen die körperliche Aktivität steigern. Zur Verstärkung gibt es Winnie-Punkte sowie Geschenke. Ziel ist es, die Kinder spielend an das Thema Übergewicht heranzuführen und eine Verhaltensänderung zu bewirken.

Kosten: Der Trainingskoffer kostet ca. 30 EUR. Kontakt: 089/5160-3336.

9.8 Fazit

FAZIT

- Kinder und Jugendliche sollten frühzeitig bezüglich ihres Adipositasrisikos erfasst werden.
- Viele von ihnen sind schon organmedizinisch krank oder psychosozial benachteiligt.
- In den letzten 20 Jahren hat sich die Anzahl der übergewichtigen und adipösen Jugendlichen verdoppelt.
- Ein adipöser Jugendlicher hat nur noch eine geringe Chance, als Erwachsener normalgewichtig zu werden.
- Die Therapie gestaltet sich anders als bei Erwachsenen: weniger Schulung, mehr Sport und Integration der Eltern.

Literatur

Alberti KG, Zimmet P (1988) Definition, diagnosis and classification of diabetes mellitus and its complications. Part 1: diagnosis and classification of diabetes mellitus provisional report of a WHO consultation. Diabet Med 15:339–553

Alpert MA, Terry BE, Kelly DL (1985) Effect of weight loss on cardiac chamber size, wall thickness and left ventricular function in morbid obesity. Am J Cardiol 55:783–786

American Heart Association (1998) American Heart Association call to action: Obesity as a major risk factor for coronary heart disease. Circulation 97:2099–2100

Andres R, Elahi D, Tobin LD, Muller DC, Brant L (1985) Impact of age on weight goales. Ann Int Med 103:1030–1033

Armellini F, Zamboni M, Castelli S et al. (1994) Measured and predicted total and visceral adipose tissue in women. Correlation with metabolic parameters. Int J Obes 18:641–647

Assmann G, Schulte H (z) Results and conclusions of the Prospective Cardiovascular Münster (PROCAM) Study. In: Assmann G (ed) Lipid metabolism disorders and coronary heart disease. MMV Verlag, München

Ballor DL, Keesey RE (1991) A meta-analysis of the factors affecting exercise-induced changes in body mass, fat mass and fat-free mass. Int J Obes 15:717–726

Baumgartner RN, Roche AF, Chumlea WC, Siervoge RM, Glueck CJ (1987) Fatness and fat patterns: associations with plasma lipids and blood pressure in adults, 18 to 57 years of age. Am J Epidem 126:614–628

Bergmann KE, Mensink GBM (1999) Körpermaße und Übergewicht. Gesundheitswesen 61:115–120

Bönner G (1994) Hyperinsulinemia, insulin resistance, and hypertension. J Cardiovasc Pharmacol 24 [Suppl 2]:39–49

Bouchard C, Tremblay A, Després JP et al. (1990) The response to long-term overfeeding in identical twins. N Engl J Med 322:1477–1482

Bray GA, Blackburn GL, Ferguson JM et al. (1999) Sibutramine produces dose-related weight loss. Obesity Res 7:189–198

Calle EE, Thun MJ, Petrelli JM, Rodriguez C, Heath CW (1999) Body-mass index and mortality in a prospective cohort of U.S. adults. N Engl J Med 341:1097–1105

Colditz GA (1992) The economic costs of obesity. Am J Clin Nutr 55:503S–507S

Colditz GA, Willett WC, Rotnitzky A, Manson JE (1995) Weight gain as a risk factor for clinical diabetes mellitus in women. Ann Int Med 122:481–486

Després JP (1991) Obesity and lipid metabolism: relevance of body fat distribution. Cur Opin Lipidol 2:5–15

Deutsche Adipositas-Gesellschaft (1998) Leitlinien der Deutschen Adipositas-Gesellschaft. Adipositas 8:5–28
Diabetes Prevention Program Research Group (2002) Reduction in the incidence of type 2 diabetes with lifestyle intervention or metformin. N Engl J Med 346:393–403
Durnin JVGA, Womersley J (1974) Body fat assessed from total body density and its estimation from skinfold thickness: measurements on 481 men and women aged 16–72 years. Br J Nutr 32:77–97
Farooqi IS, Jebb SA, Langmack G et al. (1999) Effects of recombinant leptin therapy in a child with congenital leptin defeciency. N Engl J Med 341:879–884
Felson DT, Anderson JJ, Naimark A, Walker AM, Meenan RF (1988) Obesity and knee osterarthritis. The Framingham Study. Ann Int Med 109:18–24
Ferrannini E, Buzzigoli G, Bonadonna R (1987) Insulin resistance in essential hypertension. N Engl J Med 317:350–357
Filipiak B, Schneller H, Döring A, Härtel U, Hense H-W, Stieber J, Keil U (1993) Monica-Projekt Augsburg. GSF-Bericht Hrsg. von GSF-Forschungszentrum
Folsom AR, Schmidt MI, Rasmussen ML, Heiss G, Chambless LE, Howard G, Cooper LS for the Atherosclerosis Risk in Communities (ARIC) Study Investigators (1999) Prospektive associations of fasting insulin, body fat distribution, and diabetes with risk of ischemic stroke. Diabetes Care 22:1077–1083
Foster GD, Wadden TA, Vogt RA, Brewer G (1997) What is a reasonable weight loss? Patient's expectations and evaluations of obesity treatment outcomes. J Consult Clin Psychol 65:79–85
Freedman DS, Kettel L, Dietz WH, Srinivasan SR, Berenson GS (2001) Relationship of childhood obesity to coronary heart disease risk factors in adulthood: The Bogalusa Heart Study. Pediatrics 108:712–718
Geliebter A, Melton KM, McCray RS, Gage D, Heymsfield SB, Abiri M, Hashim SA (1991) Clinical trial of silicone-rubber gastric balloon to treat obesity. Int J Obes 15:259–266
Gercke H (1972) Fettsucht in sozialmedizinischer Sicht. Hrsg. vom Verband Deutscher Rentenversicherungsträger; Heft 13:208S
Gortmaker SL, Must A, Sobol AM, Peterson K, Colditz CA, Dietz WH (1996) Televion viewing as a cause of increasing obesity among children in the United States, 1986–1990. Arch Pediatr Adolesc Med 150:356–362
Gortmaker SL, Must A, Perrin JM, Sobol AM, Dietz WH (1993) Social and economic consequences of overweight in adolescence and young adulthood. N Engl J Med 329:1008–1012
Gottdiener JS, Reda DJ, Materson BJ et al. (1994) Importance of obesity, race and age to the cardiac structural and functional effects of hypertension. J Am Coll Cardiol 24:1492–1498
Gries FA, Hauner H (1991) Diätetische und medikamentöse Therapie der Adipositas. Akt Ernährungsmed 16:162–167
Halle M, Berg A, Garwers U et al. (1999) Influence of 4 weeks' intervention by exercise and diet on low-density lipoprotein subfractions in obese men with type 2 diabetes. Metabolisms 48:641–644

Hamann A, Busing B, Kausch C, Ertl J, Preibisch G, Greten H, Mattaei S (1997) Chronic leptin treatment does not prevent the development of obesity in transgenic mice with brown fat deficiency. Diabetologia 40:10–15
Han TS, Schouten JSAG, Lean MEJ, Seidell JC (1997) The prevalence of low back pain and associations with body fatness, fat distribution and height. Int J Obes 21:600–607
Hanefeld M, Breidert M (1998) Das metabolische Syndrom – Adipositas und Hypertonie. In: Wechsler JG (Hrsg) Adipositas. Blackwell, Berlin, S 131–146
Hauner D, Hauner H (2000) Wirksame Hilfe bei Adipositas. Trias-Thieme, Stuttgart, 176 S
Hauner H, Meier M, Wendland G, Lauterbach K and the S.A.T. study group (submitted) Weight reduction by sibutramine in obese subjects in primary care medicine: the S.A.T. study
Hebebrand J, Hinney A, Roth H, Ziegler A (1998) Genetische Aspekte der Adipositas. In: Wechsler JG (Hrsg) Adipositas. Blackwell, Berlin, S 105–118
Hillebrand T, Wirth A (1996) Betreuung von Adipösen im Anschluß an die stationäre Rehabilitation. Präv Rehab 8:83–87
Hinney A, Hebebrand J (2001) Neue Erkenntnisse zu genetischen Mechanismen der Gewichtsregulation. Pädiat Prax 59:373–379
Hollander PA, Elbein SC, Hirsch IB et al. (1998) Role of orlistat in the treatment of obese patients with type 2 diabetes. Diabetes Care 21:1288–1294
Hubert HB, Feinlieb M, McNamara PM, Castelli WP (1983) Obesity as an independent risk factor for cardiovascular disease: a 26-year follow-Lip of participants in the Framingham heart study. Circulation 67:968–977
Husemann BJ (zzzz) The surgeon's role in the treatment of morbid obesity. In: Ditschuneit H, Gries FA, Hauner H, Schusdziarra V (eds) Obesity in Europe 93. Libbey, London
James WP, Astrup A, Hilsted J, Kopelman P, Rössner S, Saris WHM, van Gaal LF for the STORM Group (2000) Effect of sibutramine on weight maintenance after weight loss: a randomised trial. Lancet 56:2119–2125
Kessler R (2001) The obesity hypoventilation syndrome revisited. Chest 120:369–376
Kirschner MA, Schneider G, Ertel NH, Gorman J (1988) An eight-year experience with a very-low-calorie formula diet for control of major obesity. Int J Obes 12:69–80
Kissebah AH, Vydelingum N, Murray R, Evans DJ, Hartz AJ, Kalkhoff RX, Adams PW (1982) Relation of body fat distribution to metabolic complications of obesity. J Clin Endocr 54:254–260
Korsten-Reck U (2001) Nina macht Mut. Erfolgreich gegen Übergewicht bei Kindern und Jugendlichen. Ullstein, Berlin, 175 S
Kromeyer-Hauschild K, Zellner K, Jaeger U, Hoyer H (1999) Prevalence of overweight and obesity among school children in Jena (Germany). Int J Obes 23:1143–1150
Kromeyer-Hauschild K, Wabitsch M, Kunze D et al. (2001) H.-Perzentile für den Body-mass-Index für das Kindes- und Jugendalter unter Heranziehung verschiedener deutscher Stichproben. Monatszeitschr Kinderheilkd 149:807–818
Krone W, Müller-Wieland D, Wirth A (1993) Dyslipoproteinämie und metabolisches Syndrom. Fortschr Med 110:645–648

Kuczmarski RJ, Fanelli MT, Koch GG (1987) Ultrasonic assessment of body composition in obese adults: overcoming the limitations of the skinfold caliper. Am J Clin Nutr 45:17–24
Lamarche B, Tchernof A, Moorjani S, Cantin B, Dagenais GR, Lupien PJ, Després JP (2000) Small, dense low-density lipoprotein particles as a predictor of the risk of ischemic heart disease in men. Circulation 95:69–75
Lauer MS, Anderson KM, Kannel WB, Levy D (1991) The impact of obesity on left ventricular mass and geometry. JAMA 266:231–236
Lean MEJ (1997) Sibutramin – a review of clinical efficacy. Int J Obes 21:116–123
Leibel RL, Rosenbaum M, Hirsch J (1995) Changes in energy expenditure resulting from altered body weight. N Engl J Med 332:621–628
Lew EA, Garfinkel L (1979) Variation in mortality by weight among 750.000 men and women. J Chron Dis 32:563–576
Lichtman SW, Pisarska K, Berman ER et al. (1992) Discrepancy between self-reported and actual caloric intake and exercise in obese subjects. N Engl J Med 327:1893–1898
Liebermeister H (1995) Prognose der Adipositas, was hat sich geändert? Versicherungsmedizin 47:17–23
Ludwig DS, Petersen KE, Gortmaker SL (2001) Relation between consumption of sugar-sweetened drinks and childhood obesity: a prospective, observational study. Lancet 357:505–508
Maclure KM, Hayes KC, Colditz GA, Stampfer MJ, Speizer FE, Wilett WC (1989) Weight, diet, and the risk of sympomatic gallstones in middle-aged women. N Engl J Med 321:563–569
Maddox GL, Leiderman VR (1969) Overweight as a social disability with medical implications. J Med Educ 44:214–220
Manson JE, Willett WC, Stampfer MJ et al. (1995) Body weight and mortality among women. N Engl J Med 333:677–685
Martinez-González MA, Martinez JA, Hu FB, Gibney MJ, Kearney J (1999) Physical inactivity, sedentary lifestyle and obesity in the European Union. Int J Obes 23:1192–1201
Meisinger C, Thorand B, Schneider A, Stieber J, Döring A, Tietze M, Löwel H (2001) Kardiovaskuläre Risikofaktoren und Diabetesinzidenz: Ergebnisse der MONICA-Augsburg-Kohortenstudie 1984 bis 1998. Diab Stoffw 10:3–11
Messerli FH (1986) Cardiopathy of obesity – a not-so-Victorian disease. N Engl J Med 314:378–380
Miller WC, Koceja DM, Hamilton EJ (1997) A meta-analysis of the past 25 years of weight loss research using diet, exercise or diet plus exercise intervention. Int J Obes 21:941–947
Ministery of Agriculture, Fisheries and Foods (1992) Household food consumption and expenditure. HMSO, London, pp 1990–1994
Montague CT, Farooqi IS, Whitehead JP et al. (1997) Congenital leptin deficiency is associated with severe earl-onset obesity in humans. Nature 387:903–908
Mourier A, Gautier JF, de Kerviler E et al. (1997) Mobilization of visceral adipose tissue related to the improvement in insulin sensitivity in response to physical training in NIDDM. Diabetes Care 20:385–391

Okosun IS, Prewitt TE, Cooper RS (1999) Abdominal obesity in the United States: prevalence and attributable risk of hypertension. Int Hum Hypert 13:425–430

Pape D, Schwarz R, Gillessen H (2001) Gesund, vital, schlank. Deutscher Ärzteverlag, z, 213 S

Pasquali R, Colella P, Cirignotta F et al. (1990) Treatment of obese patients with obstructive sleep apnea syndrome (OSAS): effect of weight loss and interference of otorhinolaryngoiatric pathology. Int J Obes 14:207–217

Pavlou KN, Krey S, Steffee WP (1989) Exercise as an adjunct to weight loss and maintenance in moderately obese subjects. Am J Clin Nutr 49:1115–1123

Perticone F, Ceravolo R, Candigliota M, Ventura G, Iacopino S, Sinopoli F, Mattioli PI (2000) Obesity and body fat distribution induce endothelial dysfunction by oxidative stress. Protective effect of vitamin C. Diabetes 50:159–165

Planas A, Clara A, Pou JM et al. (2001) Relationship of obesity distribution and peripheral arterial occlusive disease in elderly men. Int J Obes 25:1068–1070

Prentice AM, Black AE, Coward WA et al. (1986) High levels of energy expenditure in obese women. Br Med J 292:983–987

Pudel V (1991) Praxis der Ernährungsberatung. Springer, Berlin Heidelberg New York Tokyo

Randle PJ, Hales CN, Garland PB, Newsholme EA (1963) The glucose-fatty-acid cycle. Its role in insulin sensitivity and the metabolic disturbance of diabetes mellitu. Lancet i:785–789

Ravussin E, Swinburn BA (1993) Energy metabolism. In: Stunkard AJ, Wadden TA (eds) Obesity: theory and therapy. Raven Press, New York, pp 97–12

Ravussin E, Lillioya S, Knowler WC et al. (1988) Reduced rate of energy expenditure as a risk factor for body-weight gain. N Engl J Med 318:467–472

Renjilian DA, Perri MG, Nezu AM, McKelvey WF, Shermer RL, Anton SD (2001) Individual versus group therapy for obesity: effects of matching participants to their treatment preferences. J Consult Clin Psychology 69:717–721

Rexrode KM, Carey VJ, Hennekens CH et al. (1998) Abdominal adiposity and coronary heart disease in women. JAMA 280:1843–1848

Rice T, Després JP, Daw EW et al. (1997) Familial resemblance for abdominal visceral fat: the HERITAGE family study. Int J Obes 21:1024–1031

Rissanen P, Vahtera E, Krusius T, Uusitupa M, Rissanen A (2001) Weight change and blood coagulability and fibrinolysis in healthy obese women. Int J Obes 25:212–218

Rolland-Cachera MF, Cole TJ, Sempé M, Tichet J, Rossignol C, Charraud A (1991) Body mass index variations: centiles from birth to 87 years. J Clin Nutr 45:13–21

Romijn JA, Cyle EF, Sidossis LS, Gastaldelli A, Horowitz JF, Endert E, Wolfe RR (1993) Regulation of endogenous fat and carbohydrate metabolism in relation to exercise intensity and duration. Am J Physiol 265:E380–E391

Ross R, Dagnone D, Jones PJH, Smith H, Paddags A, Hudson R, Janssen I (2000) Reduction in obesity and related comorbid conditions after diet-induced weight loss or exercise-induced weight loss in men. Ann Int Med 133:133–192

Sailer D (1994) Außenseiterdiäten. In: BfA (Hrsg) Zur Ernährung in Rehabilitationskliniken. z, Berlin, S 49–52

Schneider R, Potthoff P, Brüggenjürgen B, Bullinger M (eingereicht) Adipositas und Lebensqualität. Eine Untersuchung mit dem SF 36 zur Beschreibung und Evalutation des Gesundheitszustandes

Scholze J (2002) Adipositasbehandlung mit Sibutramin unter Praxisbedingungen. Dtsch Med Wochenschr 127:606–610

Seidell JC, Andres R, Sorkin JD, Muller DC (1994) The sagittal waist diameter and mortality in men: the Baltimore Longitudinal Study on Aging. Int J Obes 18:61–67

Shah M, McGovern P, French S, Baxter J (1994) Comparison of low fat, ad libitum complex-carbohydrate diet with a low-energy diet in moderately obese women Am J Clin Nutr 59:980–984

Singh RB, Rastogi V, Rastogi SS, Niaz MA, Beegom R (1996) Effect of diet and moderate exercise on central obesity and associated disturbances, myocardial infarction and mortality in patients with and without coronary artery disease J Am Coll Nutr 15:592–601

Sjöström L, Rissanen A, Andersen T, Boldrin M, Golay A, Koppeschaar HPF, Krempf M for the European Multicentre Study Group (1998) Randomized placebo-controlled trial of orlistat for weight loss and prevention of weight regain in obese patients. Lancet 352:167–173

Skow AR, Toubro S, Römm B, Holm L, Astrup A (1999) Randomized trial on protein vs carbohydrate in ad libitum fat reduced diet for the treatment of obesity. Int J Obes 23:528–536

Society of Actuaries (1959) Build and blood pressure study. Society of Actuaries, Chicago Volume 1

Sprecher DL, Pearce GL (2000) How deadly is the „deadly quartet"? J Am Coll Caridiot 36:1159–1165

Srinivasa SR, Bao W, Wattigney WA, Berenson GS (1996) Adolescent overweight is associated with adult overweight and related multiple cardiovascular risk factors: The Bogalusa Heart Study. Metabolism 45:235–240

Stunkard AJ, Sörensen TIA, Hanis C, Teasdale TW, Chakraborty R, Schull WJ, Schulsinger F (1986) An adoption study of human obesity. N Engl J Med 314:193–198

Sugerman H, Windsor A, Bessos M, Wolfe L (1997) Intra-abdominal pressure, sagittal abdominal diameter and obesity morbidity. J Intern Med 241:71–79

Svedberg J, Björntorp P, Smith U, Lönnroth P (1990) Free fatty acid inhibition of insulin binding, degradation, and action in isolated hepatocytes. Diabetes 39:570–574

Tuck ML, Sowers J, Dornfeld L, Kledzik G, Maxwell M (1981) The effect of weight reduction on blood pressure, plasma renin activity, and plasma aldosterone levels in o. N Engl J Med 304:930–933

Vague J (1947) La différenciation sexuelle facteur déterminant des formes de l'obésité. Presse Méd 55:339–340

Wabitsch M (1995) Untersuchungen über die Entwicklung des Fettgewebes im Kindesalter. Adipositas 5:12–18

Wechsler JG, Schusdziarra V, Hauner H, Gries FA (1996) Therapie der Adipositas. Dtsch Ärztebl 93:C-1580–2

Weck M, Fischer S (1997) Ätiologie der Adipositas. Internist 38:204–213

Welin L, Svärsund K, Wilhelmsen L, Larsson B, Tibblin G (1987) Analysis of risk factors for stroke in a cohort of men born in 1913. N Engl J Med 317:521–526

Westenhöfer J (1991) Gezügeltes Essen und Störbarkeit des Eßverhaltens. Hogrefe, Göttingen

Willett WC, Manson JE, Stampfer MJ, Colditz GA, Rosner B, Speizer FE, Hennekens CH (1995) Weight, weight change, and coronary heart disease in women. Risk within the „normal" weight range. JAMA 273:461–465

Williamson DF, Flanders D, Thompson TJ, Pamuk E, Thun M, Byers T (2000) Intentional weight loss and mortality among overweight individuals with diabetes. Diabetes Care 23:1499–1504

Wirth A (2000) Adipositas: Epidemiologie, Ätiologie, Folgekrankheiten und Therapie, 2. Aufl. Springer, Berlin Heidelberg New York Tokyo, 352 S

Wirth A (2002) Körperliche Aktivität und metabolisches Syndrom. In: Samitz G, Mensink G (Hrsg) Körperliche Aktivität in Prävention und Therapie. Marseille, S. 133–144

Wirth A, Kröger H (1995) Improvement of left ventricular morphology and function in obese subjects following a diet and exercise program. Int J Obes 19:61–66

Wirth A, Krause J (2001) Long-term weight loss with sibutramine. A randomized controlled trial. JAMA 286:1331–1339

Wirth A, Platon J (2001) Effect of orlistat on body weight and co-morbidities in clinical practice: The XXL-Primary Health Care Observational Trial. Int J Obesity 25:788

Wirth A, Kottmann U, Wechsler JG (1989) Adipositas als Gesundheitsrisiko. Änderung von Körperzusammensetzung und kardiovaskulären Risikofaktoren unter Reduktionskost mit und ohne Training. Münch Med Wochenschr 131:404–406

Wirth A, Bieger W, Vogel I, Schlierf G (1987) Kombinierte Therapie der Adipositas mit Reduktionskost und Ausdauertraining. Metabolische Auswirkungen. In: Rieckert H (Hrsg) Sportmedizin – Kursbestimmung. Springer, Berlin Heidelberg New York Tokyo, S 860–863

World Health Organization (1999) Obesity. Preventing and managing the global epidemic. z, p 276

Yoshioka M, Doucet E, St.-Pierre S et al. (2001) Impact of high-intensity exercise on energy expenditure, lipid oxidation and body fatness. Int J Obes 25:332–339

Yudkin JS (1999) Abnormalities of coagulation and fibrinolysis in insulin resistance. Diabetes Care 22:C25–C30

Sachverzeichnis